实用彩超诊断基础手册

主　编　严继萍

副主编　王志萍

编　委　王瑞丽　李　虹　徐梓祎

秘　书　樊兆义

山西科学技术出版社

山西出版传媒集团

图书在版编目(CIP)数据

实用彩超基础必读手册 / 严继萍主编. -- 太原：
山西科学技术出版社，2018.3
ISBN 978-7-5377-5697-6

Ⅰ. ①实… Ⅱ. ①严… Ⅲ. ①超声波诊断 – 手册
Ⅳ. ①R445.1-62

中国版本图书馆 CIP 数据核字（2017）第 324020 号

实用彩超基础必读手册

出　版　人：	赵建伟
主　　　编：	严继萍
策 划 编 辑：	赵志春
责 任 编 辑：	赵志春
责 任 发 行：	阎文凯
封 面 设 计：	吕雁军
出 版 发 行：	山西出版传媒集团·山西科学技术出版社
	太原市建设南路 21 号　邮编：030012
编辑部电话：	0351-4922078
发 行 电 话：	0351-4922121
经　　　销：	全国新华书店
印　　　刷：	山西臣功印刷包装有限公司
网　　　址：	www.sxkxjscbs.com
开　　　本：	890 毫米 × 1240 毫米　1/32　印张：6.625
字　　　数：	150 千字
版　　　次：	2018 年 3 月第 1 版　2018 年 3 月第 1 次印刷
书　　　号：	ISBN 978-7-5377-5697-6
定　　　价：	28.00 元

本社常年法律顾问：王葆柯

如发现印、装质量问题，影响阅读，请与发行部联系调换。

编者语

　　超声影像技术越来越广泛地应用于临床，从三甲医院到县级的医院甚至到乡级的医院均配备了超声检查仪器，并且逐渐从黑白的二维超声仪器发展到彩色多普勒超声仪器，超声应用广泛但超声诊断的水平却参差不齐，这其中有仪器分辨率的因素，更多地是由于超声影像是一种对操作者依赖性很强的技术，操作者对临床疾病的认知、超声诊断的经验及检查时操作的技巧均直接影响诊断的结果。其中超声图像的质量影响到诊断水平，而检查时操作的技巧和仪器的恰当条件是获得良好图像的关键，那么超声医生在检查中要获得高质量的图像就要求操作医生对超声学基本知识、仪器构造、超声成像的原理有较高水平的了解。

　　超声医生如何才能得心应手地获得高质量的超声图像是困惑许多超声医生的问题。如何选择和调节探头的频率来获得良好的图像？如何能将彩色多普勒血流图显示成"满而不溢"理想状态？正常的大血管内彩色或频谱多普勒无法显示彩色血流或频谱的原因？明明有血流的部位频谱多普勒无法测到血流？如何合理调节仪器的各个相关部件，克服各种局限性和伪象，使得仪器的性能能够最大限度地被利用来服务于临床超声的诊断是一个合格的超声医生需要具备的素质。

　　本手册将从超声波的基本概念、仪器构造和超声成像的基本原理出发，将常规超声（二维超声及多普勒超声）检查中的操作技巧和基本原理结合，总结了图像相关的知识点，使操作者对良好超声图像的获得不仅知其然而且知其所以然，从根本上获得调节仪器的方法，为获得良好的超声图像提供必要的和基本的理论支持。

严继萍

目　录

1

5

第一章　超声波的基本原理与超声图像的关系

第一节　超声波基本概念及物理量

超声波是一种机械波，超声波的基本概念、基本物理量的基础知识是超声医生必须掌握的基础知识，与获得良好的图像质量有直接的关系。

一、超声波的概念

波 ⟹ 机械波 ⟹ 声波 ⟹ 超声波

1. 波（waves）及波的分类（classification）

波源是振动的激发系统，其激发波源发生振动，振动的传播称为波（又称波动）。波大致可分为两大类，即机械波和电磁波。

（1）电磁波（electromagnetic waves）：空间磁场应力的变化而形成的波，其传播电磁能量。电磁波按照频率不同分为：

频率 f 由高到低 →→→→→→→→										
宇宙线	γ射线	α射线	紫外线	可见光		红外线	微波	无线电波			
				红橙黄绿青蓝紫				超短波	短波	中波	长波

不同频率的电磁波用途不同，如红外线用于理疗，紫外线用于消毒，可见光为我们展现了五光十色的世界。电磁波可在真空及介

质中传播。电磁波在空气中传播的速度为 $3×10^5$km/s。

（2）机械波（mechanic waves）：物体在平衡位置往返运动称为机械振动，机械振动在介质中传播称为机械波。

2. 声波（sonic waves）

是机械波的一种，由声源的振动向周围介质传播形成的波为声波。声波按照频率的不同分为次声波、声音和超声波。

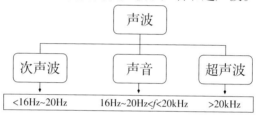

次声波：频率小于 16 Hz ~20Hz，人耳听不到的声波。

声音：频率大于 16Hz ~20Hz，小于 20kHz（$2×10^4$Hz），人耳可听到的声波。

超声波：频率大于 20kHz（$2×10^4$Hz），人耳听不到的声波。

声波的频率不同，其用途不同。声音能够成为人类交流的重要工具，次声波在军事上可制成有强烈杀伤力的次声波武器，超声波则可用于医疗、军事等多个领域。

3. 超声波（ultrasonic waves）

振动频率超过 20kHz 的人耳听不到的声波（机械波）称为超声波，超声波的频率范围很广。

自然界中存在超声波，如蝙蝠将自己发出的超声波作为飞行的导向工具，并根据超声反射准确捉到昆虫。超声波同其他机械振动一样，当超声声源在外界因素（电）的作用下，在平衡位置作振动时，通过质点间弹性力的作用，就会把这个振动传播到与它相邻的质点，使后者在平衡位置附近来回振动，以此方式将超声波的机械振动在整个介质中传播开来。

同样，在超声成像中超声波由换能器（探头）产生机械振动，引起接触剂（如耦合剂）的振动→人体皮肤→皮下组织→内脏，以此方式超声波逐层进入人体组织，在人体内传播，与人体组织相互作用，遇到界面或粒子产生回波，超声仪器再通过分析和显示这些有规律性的回波信息来诊断疾病。

图像相关知识点：超声波无论频率高低均可以用于超声显像吗？

不是所有频段的超声均可进行超声成像，目前超声诊断一般用兆量级的超声（MHz），即超声探头的频率为 1MHz~20MHz 之间。频率小于 1MHz 的超声由于其频率低，分辨率差，难以用于超声诊断；从理论上讲频率越高，分辨率越好，实际目前由于各种因素如探头制作技术的限制，大于 20MHz 的探头制作还存在难度。所以不是所有超声波均可以用于超声成像，在 1MHz~20MHz 范围内的超声波需要根据不同的检查部位和目的来选择不同频率的超声进行显像。

二、超声波的基本物理量：

超声波的频率、波长和声速为超声波的基本物理量。

1. 频率（frequency）

用 f 来表示，是指单位时间内质点振动的次数，单位为赫兹（Hz），1 秒振动 1 次为 1Hz。

2. 波长（wave length）

用 λ 表示，是指质点在一次完全振动时间内波所通过的路径，也可指同一波线上任意两个振动位相相同的质点间的距离，单位为毫米（mm）。

3. 声速（sound velocity）

用 c 表示，是指超声波在介质中传播，单位时间内所传播的距离，实际上是指超声波某一振动位相在介质中传播，单位时间内的传播距离，单位为米 / 秒（m/s）。声速反映了声波在组织中传播的快慢。

图像相关知识点 1：超声图像可以显示超声波的基本物理量吗？

在常规超声图像上可显示超声波物理量中的频率（如图 1-1-1），不过有的仪器是在图像上是以探头的标识来显示（如图 1-1-2）。目前的超声仪器所配探头为宽频变频探头，探头的中心频率和探头发射频率的范围可在一定范围内变化，并且目前中高端仪器的探头频率在二维成像条件下、彩色多普勒条件下、频谱多普勒条件下均可以独立变频，在仪器相应的操作键盘上有调节键显示（如图 1-1-3），仪器档次越高可调性越大。

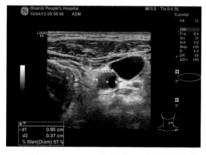

图 1-1-1　二维超声图像右上角红色框内显示探头频率。

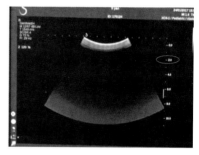

图 1-1-2　二维图像右上角红色框内显示的探头型号 XC6-1。

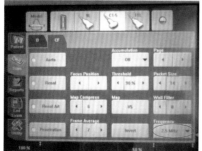

图 1-1-3　超声仪器的操作面板或触摸屏声可显示探头频率调节键；图中显示的探头中心频率从 2.5MHz 可以调节到 2.1MHz。

图像相关知识点 2：超声图像质量与基本物理量有关吗？

超声波的空间分辨率有纵向分辨率、横向分辨率和侧向分辨率，纵向分辨率的极限是半个波长，侧向分辨率、横向分辨率的影响因素是多个，但也与频率有间接关系，即用波长的长短可以估测分辨率的高低，在常规超声图像上不显示超声波的波长，可以通过显示在屏幕上的探头的频率来计算出波长。

图像相关知识点 3：如何获得人体组织的声速？

由于超声波在人体软组织传播的是纵波。

纵波的声速：$c=\sqrt{\gamma/\rho}$，γ——杨氏模量，

即：声速 c 与弹性模量 γ 及介质的密度 ρ 有关，由于弹性模量难于测量，所以声速 c 往往直接测量得到。

图像相关知识点 4：超声波在人体中传播的速度一样吗？

超声波在人体组织中传播的速度不一致，声速略有差异（见表1-1-1），在 5% 左右，不同组织的声速不同，同一组织在不同的温度时声速也不同，与声速的温度系数（是指温度变化时，软组织的声速变化的值，可以是正值，也可以是负值）有关，在 37℃ 时人体软组织中超声波传播的平均速度约 1540m/s。

表 1-1-1　人体内软组织的声速比较表

组织	血液	脑	37℃水	肌肉	肾	空气	肝脏	脂肪	0℃水	肺
声速(m/s)	1570	1540	1523	1568	1560	332	1570	1468	1480	660

肺组织因肺小泡内有气体存在，所以声速最慢，骨组织是固体，所以声速最快。一般规律是：固体声速 > 液体声速 > 气体声速。

图像相关知识点 5：超声图像如何实现病灶或器官大小的测量，其准确性如何？

反射式超声（目前超声多采用反射回波成像方式）：是采用回波测距原理（echo ranging principle）进行测距的。超声诊断中由射频脉冲激励压电换能器（探头）产生超声波，进入人体组织内，探头再利用间歇期接收反射的回波，若从换能器到组织的某一点所需时间为 t，$t=x/c$，（其中 C 被认为是常数，1540m/s）然后在间歇期接收返回的声波，又需要 t，这样接收到的声波和发射的声波之间存在一个时间差，$T=2x/c$，可以通过超声仪器测得发射声波和接收到的声波时间差，组织中质点到换能器的距离就可以计算得到：$x=c \cdot t/2$（见图 1-1-4）。

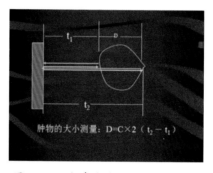

图 1-1-4　超声波的回波测距示意图。

利用上述回波测距原理测得的是沿着声束轴线上的图像中上下两点的距离，而左右两点间距则是根据探头内获得回波的晶片间距离而计算得到的，有了上下径和左右径，对于周长、面积、容积等参数的测量也就可以测得。

图像相关知识点 6：超声检查中对脏器或病变的大小、面积、周长的测量值准确吗？

超声检查中常用到测量病灶的大小、测量狭窄部位的面积等测量功能，但不是所有的测量值都准确，这主要取决于组织的声速是否等于或接近仪器默认的声速 1540m/s。在现用的超声诊断仪器中应用正常体温下软组织的平均声速 1540m/s 来测距，对于实际的声速不同于此声速的组织来说测量值肯定有一定的误差。目前已有超声仪器生产厂家可根据不同软组织在仪器上设定不同的声速进行超声显像和测量，如果能将软组织的声速差异在超声诊断中考虑进去，那么对脏器病灶的位置显示会更准确，对病灶的大小、距离、面积等参数的测量将会更接近实际值。

图像相关知识点 7：由于组织或病灶的声速不同形成的显像误差可以克服吗？

组织器官的性质不同，它的声速也不一样，不仅如此，声速的温度系数也不同，如温度升高时速度升高，温度系数为正；如温度升高速度下降则温度系数为负，也有学者用声速和它的温度系数这一关系来研究肿瘤的性质。如正常乳房组织中，超声波可能的速度为 1368~1470m/s，温度系数为正；在乳腺的恶性肿瘤中其速度可能是 1570~1625m/s，温度系数为负，所以组织的声速不是一成不变的，随着病变的程度、性质、温度等因素而有变化，无法预知，通常组织或病灶的声速是通过对组织或病灶的实际测量才能获得，这也使得在超声检查中预知病灶或组织的声速是不可能的，一般以 1540m/s 为人体软组织的声速，由此可见声速不同造成的误差很难完全克服。

4.三个物理量的关系（relationship of the three parameters）

超声波的三个物理量声速（C）、波长（λ）、频率（f）的关系如下：$C = \lambda \cdot f$

图像相关知识点 8：超声波三个物理量的关系与超声图像有何关系？

从三个物理量中应该明确如下常识：

7

（1）声速是介质决定的，与介质的特性有关，与探头发射的频率f无关，即：不同频率的声波在同一介质中传播它的声速是相同的，如：无论使用3MHz还是5MHz的探头在检查肝脏时其声速是一致的，均为1567m/s。

（2）相同频率的声波在不同的介质中传播，由于声速不同，波长不同，所以同一探头频率的超声在不同的组织中分辨率不同。

如：3MHz的声波在人体组织内传播，$\lambda = 1540 \times 10^6 / (3 \times 10^6) = 0.51mm$

3MHz的声波在空气中传播 $\lambda = 340 \times 10^6 / (3 \times 10^6) = 0.11mm$

3MHz的声波在钢铁中传播 $\lambda = 5800 \times 10^6 / (3 \times 10^6) = 1.9mm$

（3）不同频率的声波在同一介质中传播，f越高，λ越短，分辨率越高。

医用诊断的超声频率在兆数量级超声，所以它们在人体软组织内的波长用 $C = \lambda \cdot f$ 算得（以平均速度1540m/s）在mm量级，了解诊断超声波的波长对估计超声分辨率的大小是有帮助的，因为从理论上讲超声波的纵向分辨率的极限是半个波长，不同频率的声波在同一介质中传播时的波长不同，所以对同一组织的分辨能力不同，频率越高，波长就越短，可比频率低的超声波分辨出更细微的结构（见图1-1-5）。

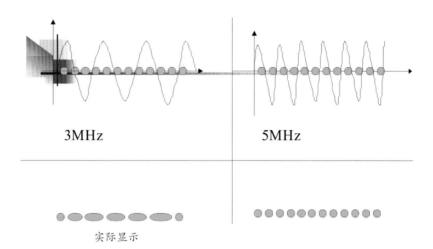

3MHz   5MHz

实际显示

图 1-1-5 不同频率的超声波分辨相同物体的能力不同示意图。

同样数目的圆形目标，采用 5MHz 的声波就可以真实显示，而采用 3MHz 的声波则无法真实显示目标。

目前临床上常用的超声探头的波长见表 1-1-2。

表 1-1-2 常用不同频率的超声探头的波长

f (MHz)	2.5	3.0	5.0	7.0	10	15
λ (mm)	0.6	0.5	0.3	0.2	0.15	0.1

第二节　超声波声场与传播特性

一、超声波的声场特性

1. 声场（acoustic field）：超声传播过程中，声波能量所占据的空间为超声波的声场，可以用声压和声强等参数来表示。

2. 超声波声场特性（acoustic field characteristic）——超声波的指向性，方向性，束射性。

在声学上对点状声源（点状声源是指声源的直径远远小于波长）来说，其在介质中传播是以球面波的形式向四周传播，所以声波无方向性（见图 1-2-1A）。

对于直径无限大的声源来说，在介质中传播是以平面波的形式向一个方向传播，所以方向性好，声波传播中的波面与波源平行（见图 1-2-1B）。

而超声波不是球面波，因为超声波在人体中传播时其发射声波的声源直径（探头内的晶体）远远大于波长，前者是 cm 量级，后者是 mm 量级，但超声波的声源直径又不是无限大，所以声场分布介于二者之间，这种声波的声场特征是在介质中传播时开始一段距离声波不扩散，即以平面波形式传播，这一段为近场（L）（near field），之后，超声波开始扩散，形成远场（far field），其扩散的速度取决于声源的直径和声波在组织中传播时的波长。下面是超声声场的示意图（见

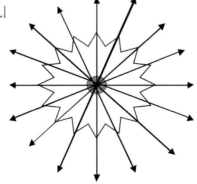

图 1-2-1A　球面波声场示意图。图中蓝色圆点为声源，箭头所指为声波的传播方向。

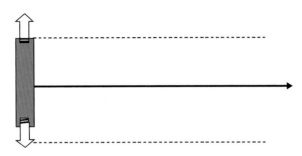

图 1-2-1B 平面波声场示意图。图中蓝色矩形及其上下的箭头表示无限大的声源，黑色箭头所指为声波的传播方向。

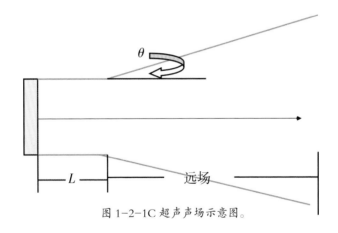

图 1-2-1C 超声声场示意图。

图中黄色长方形为探头内声源，L 为近场长度，黑色箭头为超声波的传播方向。

理论上 $L=r^2 \cdot f/C$，（r 为探头内晶片的直径，C 为超声波在介质中传播的速度即声速，f 为探头发射的频率）。根据 $C=\lambda \cdot f$，可得到 $L=r^2\lambda$，即：近场长度 L 与声源的直径成正比，与波长成反比。

θ 为半扩散角（2θ 为扩散角，angle of spread），$\sin\theta=0.6\lambda/r$。即：θ 角与声源的直径成反比，与波长成正比。

由此可见，L 越长，θ 角越小，超声的成束性越好，方向性越好。

图像相关知识点 1：我们讲话时周围的人在一定范围内从四周均可以听到，而超声波自探头发射到人体内，不向探头周围发射，为什么？

人类说话的声音也是一种声波，由于声带的长度与声波在空气中传播时的波长相比非常小，如果以人发出的声音频率为3000Hz计算得到的声音在空气中传播的波长在 3×10^3mm，可见波长远远大于声带的长度，该类声场就具有球面波的特征，无方向性，向四周发射，所以在一定范围内可以从四周不同的方向上听到人类讲话的声音；而超声波与一般的声音不同，由于超声的频率高，波长短，波长远远小于声源的直径，发射的超声在人体中传播时集中于一个方向，有明显的方向性即束射性，这种束射性使得超声波声能集中，对人体特定的部位进行显像，使超声成像成为可能。不同探头的近场长度是不一样的。临床常用超声频率的近场长度和（圆形晶片）换能器的半径见表 1-2-1。

表 1-2-1　临床常用超声的发射频率、晶片半径和近场长度的关系举例

L (mm) / f (MHz)	a (mm) 3	2	1	0.5
2.25	34	15	3.7	0.9
5	75	33	8.3	2.1
10	150	67	17	4.2

由此可见，探头内晶片越大，发射的频率越高则方向性越好，近场长度越长。

图像相关知识点2：超声图像的近场图像质量高还是远场图像质量好？也就是说近场长度越长对诊断越有利吗？要回答这个问题首先要了解超声波的声场能量分布的特点。

（1）对于球面波来说，声波向四周传播，波振面以球面不断扩大，那么声场中的声压就随着传播距离的增加而减少，即声压与传播距离呈反比，$P=P_0/\ r\cdot\cos\omega\ (t-r/c)$。$r$为距声源的距离。

（2）对平面波来说，无限大的平面波在各不相同性的介质中超声波的波阵面与声源的平面平行，是平面波，在理想状况下，声场中的声压都是一样的，声压与距离无关。$P=P_0\cos\omega\ (t-x/c)$，x为距声源的距离。

（3）对超声波来说，如以圆形平面活塞式超声探头为例，振源半径为a的圆形晶片发射的超声在各不相同性的介质中传播，可以看作圆形晶片上的无数个点源所产生的声压叠加，经过理论推导可得到某点的声压：

$$P=2P_0\sin\left[\pi/\lambda\ \left(\sqrt{a^2+\pi^2}z\ -z\ \right)\right]$$

而某点的声强　　$I=I_0\sin^2\left[\pi/\lambda\ \left(\sqrt{a^2+\pi^2}\ -z\ \right)\right]$

可见，声束轴线上的声压和声强都是以正弦函数而变化的，故从数学理论上讲存在极大值和极小值。极大值的位置：π/λ $\left(\sqrt{a^2+\pi^2}\ -z\ \right)=(2n+1)\ \pi/2$；$n=0，1，2，3，……$. 当$n=0$时，是最后一个极大值的位置，此位置到晶片的距离为近场的长度，声强、声压有起伏，此位置以远的声场为远场，超声的声能相对平稳（见图1-2-2）。

13

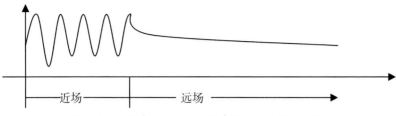

图 1-2-2 超声探头所产生的声场能量分布示意图。

在超声波近场区内声束的直径近似晶片的直径，但超声的声压与声强在极大值和极小值之间起伏，所以成为诊断超声的死区，而在远场区声压和声强较平稳，但由于远场区声束扩散，方向性差，也不利于超声诊断，目前可利用聚焦技术来使声束集中，改善远场区的图像质量，实际临床使用的超声波的近场很短，超声图像中大部分是利用远场的声波进行成像的。

二、超声波的传播特性

超声波是机械波的一种，传播的是机械能量即声能，那么它在人体组织中是如何传播的呢？

在声源振动的作用下，连续的人体组织中的质点离开平衡位置，而此点周围的质点对其有对抗作用，使其趋向平衡位置，并在平衡位置附近振动，反过来，此点也对周围有作用，使它们离开平衡位置也开始振动起来，于是人体组织的一个质点受振源的作用振动起来后，引起邻近人体组织的质点振动，邻近质点的振动引起较远质点的振动，这样超声振动在介质中就以一定速度从声源开始由近到远向各个方向传播出去，形成波动，振动的传播在外观上是波的形式，但实质上人体组织内质点本身并没有向远处移动。波从波源发出之后在介质中向各个方向传播，波所到之处的质点将同时以相同的位相开始振动，由这些质点连成的面称为波阵面或波前（wave front），波前的位置随着时间的推移向前推移。

机械波按照振动方向和传播方向的不同分为：纵波（longitudinal wave）和横波（transverse wave）。

（1）纵波：振动方向和传播方向一致的波称为纵波，传播时以疏密波的形式出现（见图 1-2-3A）。

（2）横波：振动方向和传播方向垂直的波为横波（见图 1-2-3B）。

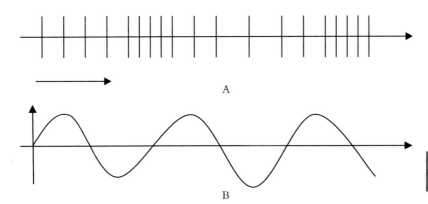

图 1-2-3 不同类型声波的声源及质点声能传播方向和振动方向示意图。

图像相关知识点 1：超声波在人体内传播的方式？

超声波自探头发出进入人体是以纵波的形式向前传播，即声波传播的方向和质点振动的方向一致，是疏密波，将能量从探头逐层传输到人体组织的深层，在传播过程中遇上不同组织发生反射折射等现象，超声成像系统接收组织的回波信息进行成像，直到超声声能完全消失为止；同时超声波在从组织的浅层向深层传播的过程中特别是在聚焦部位组织粒子的高效振动可以产生横向传播的横波即剪切波，在人体内的传播速度是 1~10cm/s，仪器可以利用快速成像系统捕获、追踪剪切波进行成像，形成新的成像技术——剪切波弹性成像,是对二维超声的补充,可提高超声影像技术的临床应用价值。

1. 声阻抗 (acoustic mpedance)

与电流在导线中流动遇到的电阻相似,声波在介质 (人体组织) 中传播也同样会遇到阻力,声阻抗是介质的密度和声波在介质中传播的速度的乘积。$Z=\rho \cdot C$,单位为瑞利,声阻抗反映介质的弹性和密度。

2. 界面和粒子 (interface and particle)

(1) 界面 (interface):超声在人体组织中传播,传播到两个声阻抗不同的组织的交界面时,如交界面的长度远远大于波长,为大界面,所以构成大界面的条件为:$Z_1 \neq Z_2$,$d \geqslant \lambda$。

(2) 粒子 (particle):超声在人体组织中传播,传播到两个声阻抗不同的组织的交界面时,如交界面的长度远远小于波长时,为粒子。构成粒子的条件为:$Z_1 \neq Z_2$,$d \leqslant \lambda$。

超声波在大界面上产生反射和折射,在遇到粒子时产生散射。

3. 反射 (reflection)、折射 (refraction) 和透射 (transmission)

超声波入射到介质的分界面上,如果是大界面,则产生反射和折射、透射现象,反射和散射的回波是反射式超声成像的基础,即入射的声波的能量一部分返回到同一介质中,另一部分被折射或透射到第二介质中,声波进入第二介质后遇到新的界面还可以产生反射,一部分声波继续返回到第二介质,而另一部分折射或透射进入第三介质中,以此逐层反射完成超声波从浅层到深层的传播。反射和折射常有以下几种情况:

(1) 超声垂直入射到两层相邻的介质的分界面上,一部分发生反射,另一部分为透射 (折射角为零)。声波沿着原来的方向继续向前传播。

声压反射系数 = $(Z_1-Z_2) / Z_1+Z_2$

声压折射系数=2 Z_2 /Z_1+Z_2

声强反射系数=（Z_1-Z_2 / Z_1+Z_2）^{2}

声强折射系数=4 Z_1Z_2 /(Z_1+Z_2）^{2}

人体组织中不同界面的声压反射系数是不同的（见表 1-2-2）

表 1-2-2　常见的人体软组织的不同界面声压反射系数表

项目	水	脂肪	肌肉	肝脏
水	0	0.047	0.02	0.035
脂肪	0.047	0	0.067	0.049
肌肉	0.02	0.067	0	0.05
肝脏	0.035	0.049	0.05	0

超声斜入射到两个相邻的界面上时，一部分声能反射回到同一介质中，另一部分则折射进入第二介质中。图 1-2-4 中 Z 代表组织的声阻抗，C 代表组织的声速，θ_1 角代表入射角，θ_2 为折射角，θ_3 为反射角。

超声波在人体软组织中传播发生反射时遵守反射定律：

反射角 θ_3=入射角 θ_1

发生折射时遵守折射定律：$\sin\theta_1/\sin\theta_2=C_1/C_2$

17

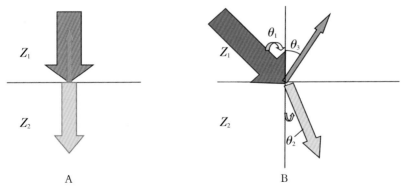

A

B

图 1-2-4　超声波反射、折射、透射在不同的入射角度时的示意图。
A 图为声波的垂直入射示意图，B 图为声波的斜入射示意图。

图像相关知识点 2：超声成像中反射、折射哪个是主要的？

超声波在人体组织传递过程中的反射回波通过探头接收，在仪器的成像系统形成图像，所以没有反射则不可能得到人体的回波信息，折射和透射也是必需的，因为没有折射和透射则声波不能进入人体的深层组织，同样得不到人体内部的回声信息，也无法诊断，所以折射和透射对超声图像的形成与反射一样重要。

图像相关知识点 3：超声图像中与反射、折射相关的现象有哪些？

由超声反射折射现象可以得知：

① 声波垂直入射到界面上时得到的反射最强：根据能量守恒定律，入射能量等于反射能量和折射（或透射）能量之和，相同能量的超声波，在垂直入射到界面时其反射最强，所以在二维灰阶图像上，为了获得人体组织的良好的反射波，操作时应该尽量使超声波声束垂直于界面来获得最强的反射，如在超声引导下对甲状腺结节进行穿刺时，使用同一根穿刺针，如果将穿刺针的针体和超声声束垂直时显示明亮的带状回声（图 1-2-5A），而同一根穿刺针如果将针体与声束的角度缩小则穿刺针显示的回声减低（图1-2-5B）。

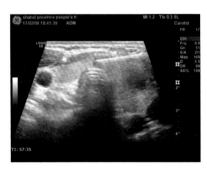 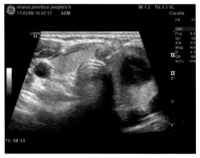

A   B

图 1-2-5 入射声波垂直于界面时反射最强图例。

上述图中黄色箭头为超声波的声束方向，红色箭头显示的是穿刺针的方向，箭头所指示的高回声带是同一根穿刺针在不同角度时的回声。

②超声波的反射与声阻抗差有关，而不是和声阻抗有关，即两种介质交界处的声阻抗差越大则反射越强，声阻抗差越小反射越小，例如，声阻抗为 $7.5×10^5$ 瑞利的组织和声阻抗为 $3.5×10^5$ 瑞利的组织交界面声阻抗差为 $4.0×10^5$ 瑞利，同样声阻抗 $75×10^5$ 瑞利和声阻抗 $71×10^5$ 瑞利的组织声阻抗差为 $4×10^5$ 瑞利，尽管以上组织的声阻抗不同，但此两个界面的声阻抗差一样，均为 $4×10^5$ 瑞利，所以从图像上看两者的反射强度，也就是二维图像的亮度是一样的。

③超声波的折射发生在声波斜入射到有声阻抗差的界面，但声阻抗差相差不太大，而声速相差明显的界面上，声速相差越大则折射越明显。

④目前灰阶超声不能定量分析：M 型和 B 型超声多是反射式超声，用灰度反映反射的强弱，由于反射和折射产生各层的回波带来了不同的人体组织的信息，但是回波是由声阻抗差决定，并非反映一个独立的物理参量或物理量，它涉及界面两侧的物质属性，不能测定某一组织的声学参数，所以目前 B、M 型超声不能像 CT 测量 CT 值来对组织进行定量分析。

⑤医用超声不采用向空气发射：由于医用超声的压电材料的声阻抗（$10.20×10^5$ 瑞利）与空气（$0.000429×10^5$ 瑞利）的声阻抗差极大，则超声在二者交界面上发生的反射极大，造成超声发射进入人体的声能极少，发射功率低，所以医用超声不采用向空气发射，需要在发生声波的探头表面增加匹配材料，如匹配层、耦合剂等，才能将声波发射进入人体。

⑥超声在检查人体内含气的器官时受限：超声波在人体组织中

传播时遇到界面就发生反射，反射的强弱取决于界面两侧组织的声阻抗差，只要有 0.1% 的差别就可以发生反射，超声遇到含气的器官时由于气体（声阻抗 0.000429×10⁵ 瑞利）与人体软组织（声阻抗 1.49×10⁵ 瑞利）之间的较大的声阻抗差，超声入射到人体软组织和气体的交界面上时，反射系数大，造成强烈反射，即 99.9% 的超声波在此交界面上发生反射，而折射系数小（几乎为 0%），其后方的组织很少有声波进入，无论后方是什么样的组织均由于缺乏入射的声波所以很难观察到，因此超声对含气的肠管和肺组织检查受到了极大的限制（如图 1-2-6 A、B）。

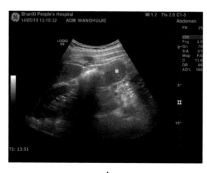
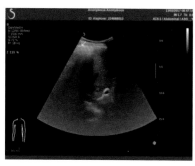

A	B

图 1-2-6 A　图中 M 手术证实为副脾，箭头所指为肠气强回声，后方的肠腔、肠管后壁及肠管后方的组织均由于声能达不到无法显示；B 图中白色箭头所指为肺气强回声，后方的膈肌及肝脏组织无法显示。

　　近年来通过超声医师的不断探索和实践，胃肠超声在各地不断开展，不是研究超声波如何穿透软组织和气体交界面，而是通过操作的手法、胃肠道内充盈水或胃肠超声造影剂，消除或减少胃肠内的气体反射来增加声波进入深层组织的机会，使超声波能对气体前方的肠管进行观察的同时能对肠管的腔内、后壁、侧壁进行观察，进行胃肠道疾病的全面评估。而且胃肠道发生疾病时可以改变肠道气体的充盈状态，出现积液或病变区无气体反射的表现，也可增加超声显示肠管和肠管疾病的机会（如图 1-2-7）。

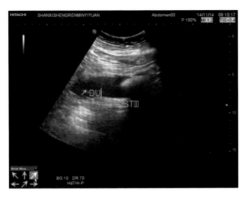

图 1-2-7 图中 DU 为十二指肠，ST 为十二指肠结石，由于结石梗阻引起十二指肠内积液，气体反射消失时肠壁结构和肠腔内容物显示清晰。

⑦二维图像上的无回声区不一定是液体，人体组织内液体也不一定表现为无回声。

超声在液体中如尿液、血液、胆汁等液体中传播时，由于声阻抗差为零，则无界面，无反射，二维图像上表现为无回声区，在诊断中常常利用这一点来区别实性和液性，但要知道无论是哪种组织只要内部声阻抗差为零，在图像上就表现为无回声区，所以无回声区也可以出现在实性组织（见图 1-2-8A）。

此外由于液体的成分不同，内部可存在界面和粒子，也可以产生反射和散射，如脓肿、血肿等囊性病变，内部可出现回声（见图 1-2-8B），所以二维超声图像上的无回声区不等于液体，同样液体也不一定是无回声。

21

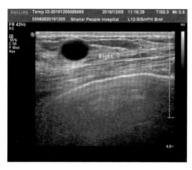 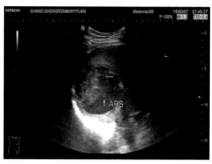

A   B

图1-2-8A 图中为颈部淋巴结表现为无回声区，CDFI 显示内有血流，为实性，病理证实为淋巴瘤。B 图中 ABS 为肝脓肿，箭头所指为脓肿内的稠厚的脓液出现中低回声。

⑧图像上的结构或病灶实际位置和显示位置可能存在偏差：超声波的折射产生于声波斜入射到声阻抗相差不太大而声速相差很大的组织中，这样的声波在介质中不是以直线传播，然而超声仪器在显示图像时是默认以直线方式显示，从而使同一水平上不同声速组织后方的组织结构出现图像上显示位置和在人体内实际位置的偏差，超声诊断中应注意由于折射产生的位置偏差（如图1-2-9）。

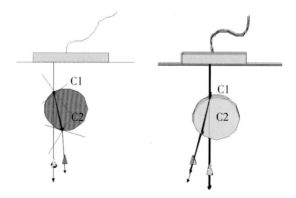

图1-2-9 超声波在传播时斜入射到不同声速的软组织时发生不同方向的折射示意图。

22

左图 C1>C2 时，红色为病灶的实际位置，绿色为超声图像上显示的病灶位置；

右图 C1<C2 时，蓝色为病灶实际的位置，绿色为超声图像上显示的病灶的位置。

左图中的红色部分所代表的局部组织声速大于周围组织的声速，所以当声波斜入射到该部分的前后边缘时发生两次折射，使得后方红色三角形所在的组织位置在图像上显示在绿色的位置。同样在右侧图中蓝色部分所代表的组织的声速小于周围组织，当声波斜入射到前缘然后通过该组织后又斜入射到后缘时也发生两次折射，使得蓝色三角形所代表的组织显示在绿色的位置，同样也出现位置显示误差。

（3）超声垂直入射到三层相邻的介质上：三层相邻的情况常见于晶体、面材和人体软组织之间，也可以见于面材、耦合剂、人体软组织之间，我们关心的是什么情况下超声能量能最大限度地进入人体，即由第一介质最大可能地将能量全部透射进入第三介质内，这时中间这一层为透声层。

理论上：透声层产生的条件：

Z_1 厚度 $d=1/4 \cdot \lambda$；

声阻抗 $Z_2^2=Z_1 \cdot Z_3$

即阻抗为其两侧声阻抗的比例中项，在探头的透声层也为阻抗匹配层。

声阻抗符合上述条件时即能达到良好的透声条件，也是选择匹配层的条件之一。

此外耦合剂需要有透声性，其声阻抗也需要符合上述条件才能达到良好的透声作用。

23

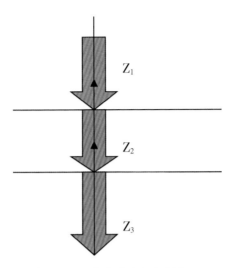

图 1-2-10 超声波透声示意图。

4. 散射 (scattering) 和衍射 (diffraction)

（1）散射：超声波在传播过程中遇到线度远远小于波长的粒子时，微粒吸收能量后再以点状声源的形式向四周传播，称为散射（见图 1-2-11）。

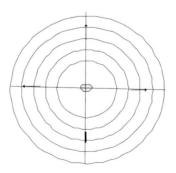

图 1-2-11 点状声源的传播示意图，图中心的小圈代表声源。

人体组织内的微小结构如红细胞、细胞内细胞器等，是很好的散射体，它们吸收声波后以点声源的方式向四周传播，所以超声探头所接收的背向散射回声强度与入射的角度无明显关系（见图1-2-12）。许多组织表面不规则，声波入射到其表面时产生类似散射的反射，这种反射很有用，即使超声不垂直于生物体的表面，也能在入射方向上接收到一些回波能量，这时的背向散射回波反射强弱与入射的角度有关。

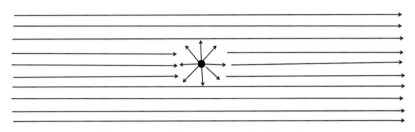

图 1-2-12 人体组织中的粒子的散射示意图，
图中的圆点代表人体组织中的某一个粒子。

图像相关知识点4：对于二维超声图像的形成来说，反射重要还是散射重要？

一般来说，大界面上的超声反射幅度较散射回波幅度大，利用超声的反射能观察到脏器的轮廓，利用超声的散射能观察到脏器的内部细小结构，即脏器内部反射与散射是并存的，所以对于二维超声图像来说反射和散射一样的重要。

（3）绕射、衍射：当声波传播中遇到一个线度为1~2个波长的声阻抗不同的组织的分界面时，入射的声波将偏离原来的方向传播，绕过该障碍物后继续沿原来的方向向前传播（见图1-2-13）。

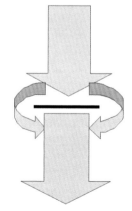

图 1-2-13 超声波的衍射示意图。

图像相关知识点 5：胆囊内或膀胱、肾脏内的小结石为何常常不伴有声影？

在日常检查中我们可以见到有的较小的结石，超声波在其表面发生反射，其边缘发生衍射，如果结石太小，则发生完全绕射，后方的声影就不出现（见图 1-2-14A），失去了其典型的结石应该伴有声影的特点，造成诊断时的疑惑，特别是在胆囊内出现强回声而不伴声影时应该注意胆囊内小结石和息肉样病变的鉴别（见图 1-2-14B）。当然胆囊内、膀胱内等部位的小结石不伴有声影还有其他因素可以造成，不单单是由于衍射引起，如可以由于小结石不在聚焦区等因素造成无声影表现。

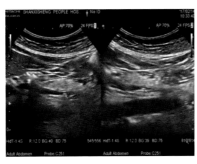 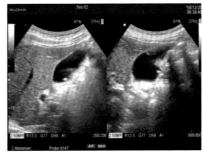

A   B

图 1-2-14　A 图为肝外胆管下端小结石，箭头所指为结石。
　B 图为胆囊内小结石，不伴声影，需要根据强回声的位置在改变体位时发生变化来诊断即胆囊内小结石强回声（黄色箭头所指）在改变被检查者的体位后在胆囊腔内位置可发生移动。

三、超声波的衰减

任何声波包括超声波在声场中向前传播时都存在声能的衰减。

1. 衰减（attenuation）

当声波在介质中传播时，质点的振动幅度将随着传播距离的增加而减少的现象为衰减，即超声波在介质中传播时声能随着传播距离的增加而减少。衰减的规律：$Ax = A_0 e^{-\alpha x}$，Ax 为离振源 x 点的振幅，A_0 为声源的振幅，e 为 2.718……，α 为衰减系数，x 由介质决定，它反映的是介质的特性，单位 dB/cm，在大多数软组织中，衰减系数的变化近似与频率呈正比。

图像相关知识点 1：超声仪器 TGC 补偿的意义。

由于超声在人体软组织由浅到深传播中，超声声能衰减的存在，在实际超声显像中为清晰显示深部组织回声，使不同深度的组织具有相同的入射声能，需要采用 TGC（时间增益补偿）调节，按照距离探头的远近来逐层补偿声衰减损失的超声能量，所以也称为 DGC（距离增益补偿）调节。不同的仪器的 TGC（或 DGC）表现形式是不同的（如图 1-2-15），但目的是一致的，通过深度增益补偿可以弥补由于入射声能的不同引起的同一组织在不同深度上的表现差异，减少误诊，提高诊断准确率。

27

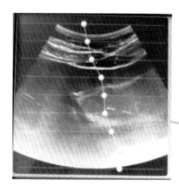 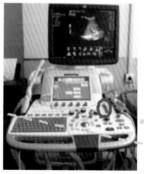 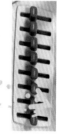

A   B

图 1-2-15 A 为二维超声图像，白色圆点连线的是 TGC 调节曲线。
B 显示的彩色多普勒超声仪器，红色圆圈内显示的是 TGC 调节键。

2. 衰减的原因（causes）

超声波的衰减原因是多方面的，主要有三个：

(1) 吸收（absorption）：超声波在介质中传播时，一部分声能不可逆转地转化成了其他形式的能量，这样对声波来说有一部分能量被吸收了，声能减少了，在液体中吸收主要是由于粘滞性和热传导引起的。

(2) 散射（scattering）：超声波在介质中传播时，如果介质中含有大量的粒子，一部分声波将由于散射而不再继续向前传播，仅有部分声波继续向前传播，向前传播的声能减少了，振幅下降了，即引起了超声的衰减。散射的衰减比较复杂，它与粒子的形状、大小、多少等有关，粗略估计：认为衰减系数 α 与频率的四次方成正比。

(3) 声束扩散（acoustic beam divergence）：从超声波的声场特点来看，随着超声传播的距离增加，声波向传播的轴线方向的两旁横向扩散，引起了单位面积上声能的减少，这种衰减是可以通过聚焦技术来克服的（如图 1-2-16）。

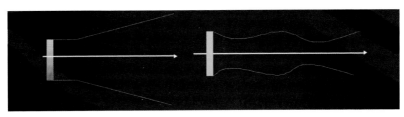

图 1-2-16　声束扩散与聚焦声束示意图。

此外，超声波在传播过程中的反射和折射等也可以使传播方向上的声能绝对或者相对减少，造成衰减，但反射、折射所引起的传播方向上的能量减少相对于吸收、散射、声束扩散三个因素来说是微不足道的。

图像相关知识点 2：如何获得人体组织的超声衰减值？

超声衰减产生的原因是多方面的，机理较复杂，因为人体的结构复杂，形状不定等因素给计算衰减带来了困难，一般以实际测量值来定。在众多的声波物理量中引起衰减的主要因素为声波的频率和距探头的距离。通常人体软组织中的超声衰减值为 1dB/(cm²·MHz)，不同频率的声波在不同的人体组织中衰减系数是有差异的（见表 1-2-3）。

表 1-2-3　常见的人体组织的衰减系数表

组织	探头频率	衰减系数
腹壁	5MHz	5~13.5dB/cm
羊水	5MHz	0.0447 dB/cm
血液	5MHz	0.95 dB/cm
骨骼	1.6MHz	20 dB/cm

图像相关知识点 3：超声波在人体组织内的衰减有规律吗？

人体内正常组织之间、正常组织和病变组织之间、病变组织之间的衰减不同，蛋白质成分是人体组织产生声衰减的主要因素（80%），尤其是胶原蛋白成分越高，超声衰减越显著，反之，组织、体液中水分含量越多，衰减越少，组织中钙质成分越多，衰减越多。正常人体组织超声衰减规律如下：骨＞软骨＞肌腱＞肝、脾＞血液＞尿液、胆汁。

图像相关知识点 4：超声的衰减特性和组织的病变性质有关吗？

人体组织的内部结构、成分不同对声波的衰减不同，如人体组织中腹水和前房对声波的吸收最少，肌肉次之，纤维组织和软骨吸收较大，骨质吸收更大，超声这种由吸收特性引起的衰减对判断病灶的质地、结构及病理组织的物理特性有重要意义。当人体内某组织后方衰减明显时，反映该组织的声衰减系数大，组织质地硬，多为实性；当人体内某组织后方可见回声效应增强时，反映该组织为

29

衰减小的组织，多为液性，所以通过分析超声波的衰减特性可对病灶和组织的质地、结构甚至病理特性进行推断。

图像相关知识点5：超声检查中选择探头时如何兼顾穿透力和分辨率？

超声从探头发出到达人体组织中随着传播距离增加而声能逐渐衰减，超声波能达到的最大距离为超声波的穿透力，超声波的分辨率是指超声波能够分辨最小物体的能力，频率越高空间分辨率越好。因探头频率高时虽然能分辨较小的病变，空间分辨率高，但过高的频率超声衰减明显，超声的声能无法达到较深的位置，即穿透力低，无法显示深层的组织，因此超声检查时应该根据要检查的脏器所处的深度（距离探头的距离）来选择能达到该脏器位置的最高频率探头，以期达到分辨率和穿透力的良好平衡。

第三节　超声波的生物学效应及安全性

一、超声的生物学效应

超声波在人体中传播的是一种机械能量，当一定剂量的超声波在人体组织内传播时，通过它们二者的相互作用，可能引起生物体功能和结构发生变化，这就是超声的生物学效应。

图像相关知识点1：超声的生物学效应对人体有危害吗？

超声波是机械波，在人体中传播时和人体组织会相互作用，产生反射、散射等，形成图像的同时，也必然会对人体组织的结构功能产生不同程度的影响，这些影响可以是有益的，人类利用有益的一面来为人类健康服务，如超声波理疗、高强超声治疗肿瘤等，同时也关注到了超声波这种机械能量可能的有害的另一面。20世纪50年代以后，有大量的基础和临床研究也证实了超声能量对人体组织结构和功能产生危害的潜在可能。随着医学超声的迅速发展，完善有关超声生物学效应的研究工作在很大剂量范围内、在生物体的各个层次上展开，并逐步由定性到定量，产生了超声的剂量学。

二、超声的剂量学

如同药物进入人体产生的药效和药物的剂量有关，超声波进入人体后对人体产生的影响也与超声进入人体的剂量相关。研究超声在人体分布的声场特点及其所引起的生物学效应之间的定量关系的学科为超声剂量学，其主要研究的内容如下：

1. 建立超声剂量和超声生物学效应之间的定量关系。

2. 研究超声波与生物体之间相互作用及导致生物学效应的物理机制。

3. 确立产生生物学效应的层次、表现形式及鉴别手段。

4. 确定描述超声声场的参量。如声压、声强及质点的位置等。

5. 建立超声声场参量的计量方法和技术。

随着超声剂量学的研究深入，在仪器设备不断开发升级的同时，对临床广泛应用的诊断用超声安全性得到肯定，使得诊断用的超声应用范围得到不断拓展，促进了超声诊断学的发展；同时研究超声的剂量学产生了利用高能量超声所产生的生物学效应来进行临床疾病的治疗，发展了超声治疗学。

三、超声生物学效应产生的机制

超声在人体中传播时产生的生物学效应是复杂多变的，其产生生物学效应机制仍然很不清楚，由于超声是一种能量，在人体中传播超声是一种物理过程，所以多从物理学的角度来揭示和讨论这种作用机制。到目前为止，实验结果可大致反映超声对哺乳动物的整体、组织器官、细胞和生物大分子等不同水平层次体系产生的生物效应。

31

1. 热机制（heat effect）

超声波在生物体内传播，其振动的能量不断地传播给人体组织，后者将吸收声波能量的一部分转化为热能，或声波导致人体内产生某种效应造成组织的自身温度升高，如果温度的升高可引起人体组织的结构和功能发生改变，这种生物学效应产生的机制为热机制。

在使用超声波检查疾病时，也会产生热效应，如声强为 I 的声波在声压吸收系数为 α 的介质中传播时，如果反射波省略不计，单位体积内超声作用 t 秒产生的热量 Q：$Q=2\alpha \cdot I \cdot t$。吸收系数与组织的特性有关，动物软组织的声吸收系数 α 为 $0.026f^{1.1}$（cm^{-1}），此外超声波产生的热效应与超声波作用的时间有关，因此减少检查所需要的时间可以减少热效应，当然临床也利用超声波的热效应进行超声波理疗。

2. 机械机制（mechanic effect）

超声波是机械振动在介质中传播，传播中引起组织的力学参数如位移、振动的速度及加速度、声压等发生变化，超声的生物学效应和一个或多个这样的力学参数有关，这时我们把产生生物学效应的机制称为机械机制。在某些生物学效应中，超声产生的热量微不足道，如用低频率超声照射时，吸收系数很小，超声波对人体产生的生物学效应则可能为机械机制。

3. 空化机制（cavitation effect）

当液体受到很强的拉力作用时，中间被拉断而形成空泡称为空化。人体软组织约70%是水，所以当强烈的超声作用于人体时产生空化，组织遭到破坏，变性坏死等，这种生物学效应的产生机制为空化机制。空化机制导致的生物学效应可通过温升、应力、噪声、自由基和加速的化学反应等来进行检测。从广义上讲，空化效应包括声致空泡的各种形式的活性，在一些情况下是有规律可循的，而另一些情况下又是难以预测的，空化按照空泡不同的动力学行为分为稳态空化和瞬时空化。

（1）稳态空化：当液体中产生、存在适当大小的空泡时，它们在交变声压的作用下，可能进入共振状态，当声波的频率接近空泡的共振特征频率时，振动的幅度达到最大，这种空泡的动力学过程称为稳态空化。对于水中的球形空泡，当其半径 $R \geq 10\mu m$ 时，其共振频率为：$f = 3280/R$，如 $R = 10\mu m$，$f = 328Hz$，这些空泡在进行共振过程中，伴随一系列的二阶现象发生，首先是辐射力的作用，其次是微声流（随空泡的脉动产生），它可以使空泡表面存在很高的速度梯度和黏滞力，足以对该处的细胞和生物大分子产生生物学效应。

Miller 等人完成的实验显示：红细胞悬液中引入空泡的情况下，用 2MHz 脉冲超声辐照，当声强 Ispta $= 6mW/cm^2$，甚至更低时，即可产生三磷酸腺苷（ATP）的释放，引起生物学效应。

（2）瞬时空化：在强度较高的声场中，当声场强度为负压相，液体中的空化核迅速膨胀，随即在正压相时又突然收缩，产生崩裂，引起细胞的生物学效应。当空泡缩到很小，延续零点几个毫秒，温度高达数千度，空泡内的水蒸气分解为 H 和 OH 自由基，它们与其他组分相互作用发生化学反应，同时在水中的空泡崩解时，还常可有声发光、冲击波、高速微射流等，因此处于空泡附近的细胞都会受到严重的损害。

综上所述，超声的生物学效应产生的机制较为复杂，多数情况下还不明确，一般认为在低声强长时间照射时引起损伤的机制主要为热机制，而在高声强、短辐照时间范围内损伤的机制主要为瞬间空化机制，当声强在 700~1500W/cm² 时，产生的损伤主要是机械

33

机制。

四、超声检查的安全性

临床诊断使用的超声安全吗？超声是一种机械波，是非电离辐射，因此长期以来被普遍认为是安全、无害的检查，并以此为超声诊断技术的一大优势。但严格地说，这种看法是不准确的，超声波也是一种物理因素、一种能量形式，那么应用中就存在安全阈值问题。虽然描述超声声场的参数有声压、声强、质点的位移和速度等，但超声的声强主要用于描述声场的参数，在临床超声应用中，常用 Ispta（空间峰值时间平均声强）来描述声场强度，超声的声强和照射时间的乘积为超声辐照剂量。

1. 超声的阈值安全剂量

是指临床应用中对患者无损害即不产生有害效应和损伤的最大剂量，为阈值安全剂量，当应用超过这个值时超声可对人体产生损害，而应用低于这个剂量值时对人体是安全的。

2. 超声的阈值安全剂量参考值

超声诊断的安全值问题在超声医学诞生起就得到重视，主要是基于对胚胎组织的影响的研究。20世纪60年代的观点认为诊断使用的超声波对人体无损害，20世纪70年代开始有学者提出超声波对人体有害观点，而20世纪80年代开始到目前为止有大量关于超声检查安全剂量标准的基础和临床研究，但由于各个国家生产的仪器不同、声强不同，安全剂量标准还没有统一。

（1）热指数（thermal index）：是指实际照射到某声学界面的温升和使界面温度升高摄氏1度的比值。简称 TI。TI 在 1.0 以下无致伤性，对胚胎组织 TI 应小于 0.4，对眼球 TI 应调到 0.2 以下。

（2）机械指数（mechanical index）：简称 MI，是指超声在弛张期的负压峰值（MPa 数）与探头中心频率（MHz）的平方根数的比值。MI 在 1.0 以下无致伤性，对胎儿 MI 应调到小于 0.3，对眼球 MI 应调到小于 0.1。

图像相关知识点 1：如何降低日常超声检查中对人体组织的危害性？

鉴于阈值安全剂量的参考值仍不统一，世界卫生组织认为有必要提出下列建议：

（1）在确有诊断目的的情况下积极使用超声诊断。目前使用的超声成像设备（包括经阴道、经腹壁和各种内镜超声）的声功率，在有限的检查时间内不可能产生有害的温度升高作用。

（2）超声诊断操作中必须用最小剂量，即在保证获取必要诊断资料的前提下尽可能使用最小的辐照剂量和最短的检查时间。

（3）应避免一切与超声诊断无关的超声显像，尤其是胎儿、眼球、生殖腺等对超声敏感的组织显像，如商业性宣传、获取实验图像等不必要的显像，特别是采用多普勒超声检查。

图像相关知识点 2：超声图像上与安全性有关的参数有哪些？

近年来在各个不同厂家生产的仪器上常采用两个表达超声强度的参数（如图 1-3-7，1-3-8），同时机器也有关于超声检查中超声输出能量的调节键和显示数据，以便检查不同的脏器和部位时准确地进行超声波强度或能量高低的调节，确保超声检查更安全。

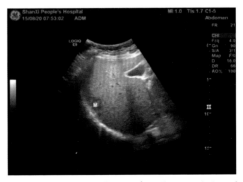

图 1-3-7　肝脏肿瘤的超声图像，M 为右肝实性肿物，图像的右上角的 TI 和 MI 显示的热指数和机械指数，图中黄色箭头所指的 AO 为输出功率。

35

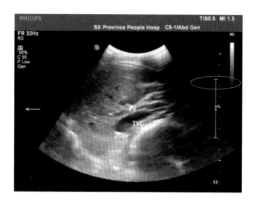

图 1-3-8　闭塞的门静脉和正常下腔静脉图像，PV 为门静脉，IVC 为下腔静脉。图像的右上角 TIS 和 MI 显示的是热指数和机械指数，图像左侧也有输出功率显示，黄色箭头所指的功率为 58%。

第二章　超声成像原理与图像质量

第一节　超声诊断分类

一、概述

超声诊断的分类很复杂，国内外均未统一，按照不同的方式分为不同的种类。

1. 按接收超声方式不同分反射式和透射式超声

2. 按发射超声方式不同分为连续波和脉冲波超声

3. 按控制扫查方式不同分手动、机械、电子式超声

电子式超声根据阵元排列和驱动的方式不同分为线阵、凸阵和相控阵（扇形）超声

4. 按显示空间的不同分为一维、二维、三维和四维

5. 按显示方式不同分为 A 型、B 型、M 型和 D 型等超声

二、按照接收声能的方式不同分类，分为反射式超声和透射式超声

1. 反射式超声

探头发射超声波，在人体组织内传播，遇到声阻抗不同的界面时发生反射，同一探头接收反射的声能的方法（见图2-1-1A），这是目前广泛应用的方法。

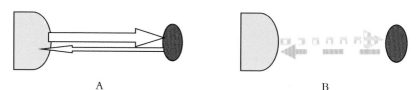

图 2-1-1　反射式超声示意图：浅蓝色形状代表探头，红色代表组织中的界面。

A 图发射声波是连续性的；B 图发射声波是断续的，无论是 A 图还是 B 图中探头接收的声波均为检查目标反射的回波。

2. 透射式超声

也称穿透法，应用两个探头，由一个探头发射超声进入人体，再由另一个探头接收穿透人体组织的声波来显示的方法（如图 2-1-2），最初应用于探测颅脑，后逐渐被反射法所取代，近年来又有新进展，透射法超声有望利用超声的声学参数进行显像。

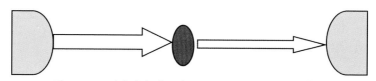

图 2-1-2　透射式超声示意图：探头接收的是透射声波

三、按照发射声波方式的不同分类，分为连续发射式超声和脉冲发射式超声

1. 连续发射式超声

由一个探头或探头内的一组晶片连续不断地发射超声，同时由另一个探头或同一个探头内的另一组晶片接收超声，可利用超声波的反射成像（如图 2-1-3），也可用透射超声成像（如图2-1-4）。

2. 脉冲发射式超声

超声探头有规律地间断地发射超声，用同一个探头在间歇期接收超声，脉冲发射时间很短，而接收超声时间长，常与反射法联合用称为脉冲反射法超声（见图 2-1-5），现有的超声设备大部分为脉冲反射式超声。

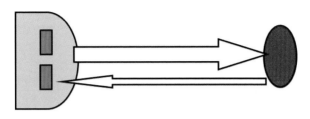

图 2-1-3 连续式超声示意图：浅蓝色代表探头，深蓝色代表探头内晶体。箭头所指声波方向，一个探头内有两个晶片，一个晶片发射，另一个晶片接收声波。

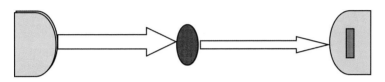

图 2-1-4 连续式超声示意图：采用两个探头放置于检测目标的两侧。一个探头发射超声，另一个探头接收透射声波成像。

39

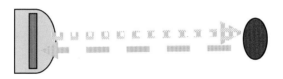

图 2-1-5 脉冲式超声示意图：一个探头内一组晶片完成反射和接收。

四、按照控制方式不同分类，分为手控式、机械式和电子式超声

1. 手控式超声（hand-controlled ultrasound）

操作时以手来移动、侧动或固定探头，在皮肤上直接或经水囊进行检查，探头经过的组织均可以成像，不受探头大小的限制，该方法可显示较大的图像范围（如图 2-1-6A），如果手控探头在腹部从右到左侧扫描可得到类似腹部的解剖学断面（见图 2-1-6B）。

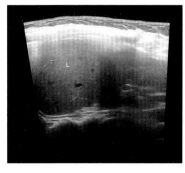
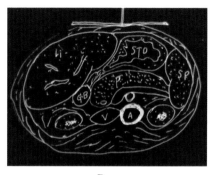

A   B

图 2-1-6 A 为手控式超声图像，B 为手控式超声上腹扫查时得到的类似断面的解剖示意图。

图像相关知识点 1：早期在临床使用的手控式超声的特点？

手控式超声检查方法在超声诊断学的早期成像中起到了重要的作用，由于可以显示二维结构，是超声从一维显像到二维显像的一次飞跃发展，该方法得到的图像范围广但成像速度慢，不能实时动态显像，已经被淘汰，但在如今已经实行电子驱动晶片扫查的时代，所有仪器厂家都利用宽景成像技术来进行较大范围或较大病灶的显像（见图 2-1-7），而宽景成像技术可以认为是对手动式超声扫查范围广的优势的利用。

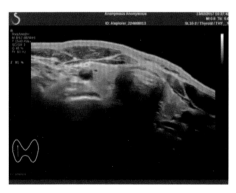

图 2-1-7 甲状腺的宽景成像图。

2. 机械式超声 （mechanical ultrasound）

用机械的方法来驱动换能器，为经水或油质间接扫查，可分为慢速扫查法和快速扫查法。前者为用电机平行移动或摆动换能器，后者用机械摆动或旋转探头内换能器或经抛物面反射进入人体可以进行扇形、方形扫查（如图 2-1-8）。

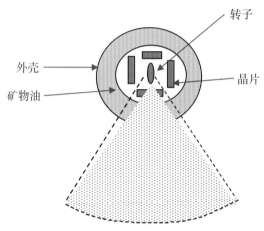

图 2-1-8　机械式超声示意图：由转子驱动晶片形成切面图像。

图像相关知识点 2：机械式超声探头与电子式超声探头的性能有何区别？

20 世纪 80 和 90 年代有大量的机械式超声设备，代表性仪器有美国 ATL 公司的马克 600 型超声多普勒仪器，探头为机械式探头，所以噪音大、容易磨损，但可维修后继续使用，由于探头的故障率高，大大影响了该类探头临床应用寿命，现已经被电子式探头所替代。

3. 电子式超声 （electrical ultrasound）

由多个晶片组成发射和接收超声的换能器，电子开关控制发射超声，可分为线阵、相控阵、凸阵等。

（1）线阵：探头内有数十或数百个晶片排列成一列，由电子开关控制，高频电脉冲依次通向单个或数个晶片分组工作的阵元而发射超声，发射的声波以长方形显示在屏幕上（如图 2-1-9A、B）。

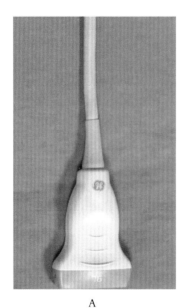
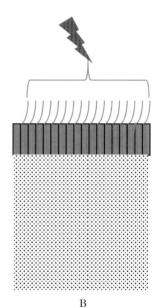

A   B

图 2-1-9　电子线阵探头示意图。

（2）相控阵：一个相控阵探头（见图 2-1-10）内有数十个晶片排列成一列，由电子开关控制，按照雷达相控阵原理，先后激励各个工作阵元，而改变声束的方向进行扫查。

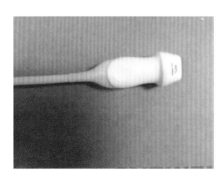

图 2-1-10　电子相控阵探头。

（3）凸阵：一个凸阵探头（如图 2-1-11）内晶片排列呈弧形，由电子开关控制，同线阵探头一样，高频电脉冲依次通向单个或数个晶片分组工作的阵元而发射超声。

五、按照成像的显示维度来分类

可分为：一维、二维、三维和四维超声。

1. 一维超声

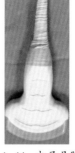

图 2-1-11 电子凸阵探头。

以曲线、波形或频谱等形式显示，不直观，不能显示断面或立体的图像。如 A 型（见图 2-1-12）、M 型（见图 2-1-13）、频谱多普勒（见图 2-1-14）等。

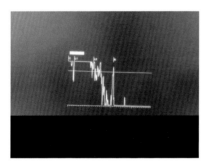

图 2-1-12 A 型超声。

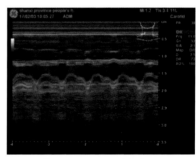

图 2-1-13 M 型超声。

43

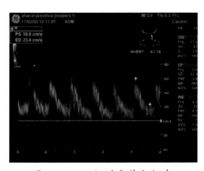

图 2-1-14 频谱多普勒超声。

2. 二维超声

以图像形式显示切面、断层图（见图 2-1-15），显示人体组织的空间二维结构信息。

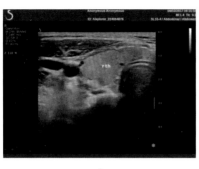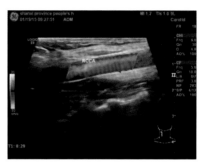

A   B

图 2-1-15 A　甲状腺右侧叶的二维超声图。B 图为右侧颈总动脉彩色多普勒超声图。

3. 三维及四维超声

三维超声显示三维空间的立体图（见图 2-1-16），可显示人体结构的三维空间信息，有立体感。

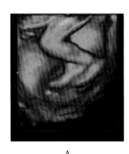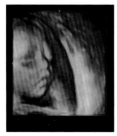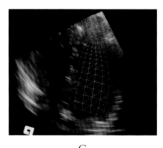

A   B   C

图 2-1-16　A胎儿足部三维超声图，B胎儿面部三维超声图。C成人心室三维图。

四维超声是在三维基础上，增加时间显示，出现的实时动态三维图像。

六、按照图像显示方式的不同分类，可以分为 A 型、B 型、M 型和 D 型超声

1. A 型超声

超声示波诊断法（amplitude mode ultrasound，简称 A 型超声），是将回声以波形显示出来，为幅度调制型，以波幅的高低反映反射的强弱（见图 2-1-17）。

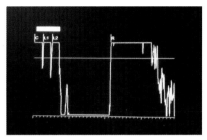

图 2-1-17　眼球的 A 型超声图。

45

2. B 型超声

超声显像诊断法（brightness mode ultrasound，简称 B 型）：是将回声在屏幕上以亮度不同的像素点显示出来，为辉度调制型，以屏幕上像素点的明暗来反映反射的强弱。由于可以由点线扫查出组织的轮廓断面，所以是二维显像法。按照成像速度分为快速成像法和慢速成像法。前者的图像面积小，实时动态；后者的成像速度慢，所以是静态，但空间大。快速成像法，按照驱动和显示结合又可分为机械线阵、机械扇形、电子线阵和电子凸阵、电子扇形（见图 2-1-18A、B、C）等。慢速成像法又可以分为手控、机械和计算机驱动换能器扫查法。

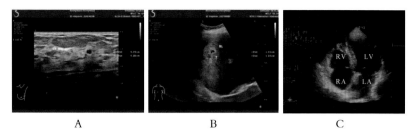

A   B   C

图 2-1-18 B 型超声图像（二维图像）：A 为左侧乳腺结节图，
B 为肝脏局灶性病变图，C 为心脏四腔心切面图。

其他的二维超声有 C 型、P 型、F 型、BP 型等变异型，显示的也是二维结构，根据需要可显示垂直于声波传播方向的切面（C型）或通过控制接收回声的时间显示不同深度的垂直于声波传播方向的切面（F 型），均以平面二维图像方式显示。

3. M 型超声

即超声光点扫描法（motion type mode），是 B 型超声的变异型，是在 B 型超声中加入一束扫查波，显示该声束所经过的组织结构的时间-位置曲线图（time-position recording），也是辉度调制型，即以图像上灰度的高低来反映反射的强弱（见图 2-1-19）。

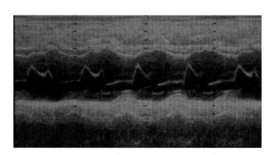

图 2-1-19 正常二尖瓣的 M 型超声图。

4. D 型超声

多普勒超声诊断法（doppler ultrasound）是应用超声的 Doppler 原理，获得人体运动组织的多普勒信号，以信号音、曲线图、频谱图或声像图显示出来。可根据显示多普勒信号的方式和成像原理不同分为频谱多普勒（见图 2-1-20A 和彩色多普勒（见图 2-1-20B），又根据发射和接收方式的不同分为连续多普勒和脉冲多普勒，脉冲多普勒根据显示形式不同分为频谱脉冲多普勒和彩色多普勒，前者是一维多普勒，简称脉冲多普勒，后者是二维多普勒，显示彩色图像。

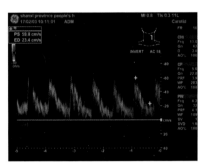 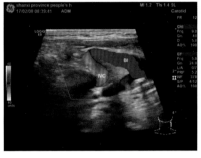

A   B

图 2-1-20 多普勒图像：A 图为左侧颈动脉的频谱多普勒图，B 图为左侧颈动脉的彩色多普勒图。

在新型的超声诊断仪器中往往是多种显像模式共同存在（见图 2-1-21），B 型超声是基础。

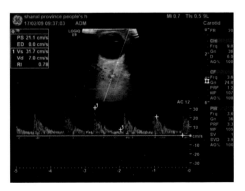

图 2-1-21 眼动脉的彩色多普勒、二维超声及频谱多普勒同步显示。

第二节　A 型超声诊断原理及特点

一、A 型超声图像的形成原理

A 型超声是幅度调制型（amplitude modulation display），又称示波法超声。超声在人体组织内传播遇到声阻抗不同界面和粒子发生反射和散射，其回波根据先后次序在示波屏上从左到右依次显示，声阻抗差越大，则反射越强，回波的幅度越高，反之越低，即由波的高低反映反射的强弱（见图 2-2-1）。根据波的形状、多少、分布状态和动态规律来诊断疾病。

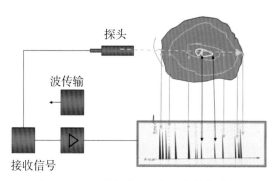

图 2-2-1　A 型超声波形与人体结构对应图。

二、A 型超声波的命名

1. 分类

单相示波法和双相示波法。

2. 波的命名

（1）以波的振幅的高低来命名：波的振幅自基线到顶点共分六格（见图 2-2-2）。

微波：1/2 格以下；　　　　小波：1/2~1 格

低波：1~2 格；　　　　　　中波：2~4 格

高波：4~6 格；　　　　　　饱和波：6 格

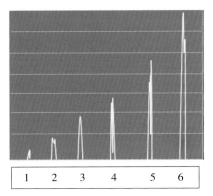

图 2-2-2　A 型超声波高低命名。图中 1 到 6 相对应的波分别为微波、小波、低波、中波、高波和饱和波。

（2）以波的多少来命名：根据在 5cm 以上不超过 9cm 的波段内波的数目（见图 2-2-3）分为：

1~5 个　波间距大于 0.5cm　　　　　　为稀疏波；

6~10 个　波间距大于 0.5cm　　　　　　为较密波；

大于 11 个　　　　　　　　　　　　　为密集波。

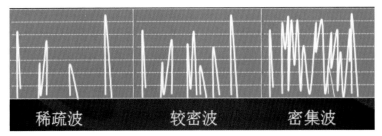

图 2-2-3　A 型超声波的数目命名。

（3）以波的形态命名：

单波：单线上升，单线下降，波峰尖锐；

复波：波的基底较宽，具有 2 个以上的波峰；

丛波：波幅高低不同的 3 个以上的单波集中起来，呈丛波；

锯齿波：波的基底增宽，波峰呈锯齿状，幅度可高可低。

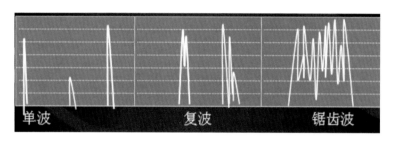

（4）以波代表的意义来命名：

始波：示波屏左侧扫描线起始部位发射脉冲，为饱和波。

进波：进入到脏器或肿物表面的反射波；

出波：离开脏器或肿物底面的反射波；

多次反射波：两种声阻抗差很大的平整界面的多次反射产生的波。

（5）以波代表的组织来命名。肠腔反射波；心脏反射波；中线波；角膜波；晶体波……

（6）平段的命名：显示屏上基线上或上下均无反射波出现的一段区域定义为平段。

实性平段：见于实性类均匀的组织，适当增大增益，有波的上升。

液性平段：见于囊性组织，开大增益后无波的上升。

衰减平段：出波不饱和，适当开大增益前段有波上升。

三、A 型超声的特点

1. 测距准确：可根据检测到的软组织或脏器的厚度及表面的距离，直接或间接诊断疾病，如脑积水。

2. 判断肿物或脏器的大体物理性质：囊性为液性平段，实性为杂波。

3. 检测动态脏器的活动情况，心率是否正常，胎心胎动有无。

4. 具有一维显示的特点，不能显示图像，不直观，所以应用范围局限。

图像相关知识点：A 型超声的临床应用有哪些?

A 型超声诊断法由于其提供一维的空间信息，比较抽象，A 超的应用在二维超声问世前对临床疾病的诊治起到了积极的作用，主要应用于：

（1）脑中线探测：诊断脑积水、颅内血肿等占位；

（2）肝脓肿探测：液化好的脓腔表现为平段；

（3）心包积液探测：心包腔的位置出现平段；

（4）胸腔积液探测：胸腔积液在胸壁和肺组织回波间出现液性平段。

A 型超声随着二维超声的应用逐渐被淘汰，目前 A 型超声主要应用于眼球疾病的诊断（如图 2-2-3）。

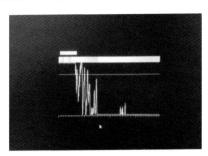

图 2-2-3 眼球的晶体混浊 A 超图。

第三节　B 型超声（二维超声）诊断原理及特点

一、B 型超声图像的形成原理

B 型超声为辉度调制型（brightness modulation display），超声在人体内遇到声阻抗不同的界面和粒子时，发生反射和折射，在显示器上以光点的明暗来反映回波的强弱，由超声的传播方向和扫查方向构成二维显示图像（见图 2-3-1），根据图像上光点的强弱、分布规律、结构和轮廓，再结合解剖结构来诊断疾病。

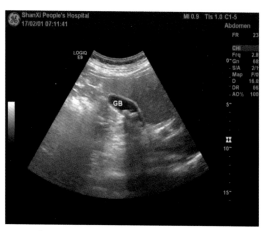

图 2-3-1　胆囊结石二维图像，图中 GB 为胆囊，两个黄色箭头所指的胆囊腔内强回声为胆囊结石。

二、B 型图像的特点

B 型图像是二维图像，是超声声束扫查方向和传播方向所构成的断层图（见图 2-3-2A、B）。

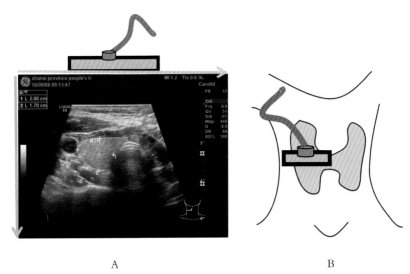

| A | B |

图 2-3-2　A 图为甲状腺右侧叶横切面图，A 图中 RTH 为右侧甲状腺。图像上方黄色箭头代表超声波的扫查方向，图像左侧的蓝色箭头代表超声波的传播方向，图像上方的长方形代表探头，红色代表探头的导线。

　　B 图为探头放置于颈部的示意图。黄色的蝶形图代表甲状腺。

　　图中的亮度表示反射的强弱，所以超声所显示的图像和肉眼所观察到的断面不完全一样，它也不同于 A、M、D 型超声成像。二维图像具有以下特点：

　　1. 像素的亮度和回波的幅度有关

　　（1）像素：是构成图像的基本单元，指荧光屏上的发光点。显示屏幕上的图像是由亮度不同的像素组成的。

　　（2）灰阶：即灰度，是回波明暗度的等级，是图像上从黑到白的亮度的层次等级。

　　当超声在一个均匀的介质即无声阻抗的介质中传播时，不会产生反射，这时屏幕上显示的像素表现为黑色即无亮度，当超声在非均匀的介质中传播时，产生界面的反射和粒子的散射，其像素的亮度和反射的强度及散射的强弱有关，二者呈正比，而反射的回波幅度又与介质的不均匀性及对超声的衰减有关。

图像相关知识点 1：二维超声图像的灰阶是多少？

仪器的档次不同，灰阶的数目有差别，目前超声仪器多采用 256 个灰阶来将人体组织的反射回波根据强弱进行等级划分，并将表示成不同亮度的回声显示在二维超声图像上，每一幅二维图像上均有表示灰阶的数目的灰阶图（见图 2-3-3）。

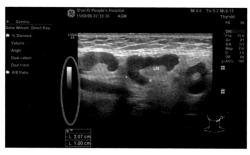

图 2-3-3　颈部淋巴结二维超声图。图像左侧的红色圈内为灰阶图。

2. 点状反射声源的横向变形（延伸）

由于声束有一定的宽度，当声束扫查遇到点状声源靶时，其回波在屏幕上呈现沿声束移动方向的延伸。这种现象在声束扩散区以及强反射体或者增益调节过大时更明显，造成侧向分辨率下降，采用聚焦技术时声束变窄，减少横向变形，提高侧向分辨率。

3. 图像的纵向变形

声脉冲有一定的宽度，声脉冲的宽度引起界面或靶点的声像沿纵向变形，使没有厚度的界面出现一定的厚度，强反射界面或增益调节过大时，增厚现象会更明显。可使两条相邻的界面重叠形成一条界面。所以声脉冲的宽度是影响纵向变形和纵向分辨率的重要因素。

4. B 型超声的优点

（1）二维显示脏器的断面结构，比较直观，提供的诊断信息丰富。

（2）对人体组织结构有较高的空间分辨率和对比分辨率。

（3）能实时地观察脏器的功能，具有较高的时间分辨率。

（4）操作简单，使用范围广。

图像相关知识点 2：B 型超声成像和其他成像类型的联系？

B 型超声是其他超声诊断的基础，目前的超声仪器可提供多种超声成像模式，如 M 型、B 型、三维超声、四维超声、频谱多普勒超声、彩色多普勒超声、能量多普勒、组织多普勒、弹性成像及超声造影等不同的成像模式和成像技术，这些图像均离不开二维超声所显示的空间结构图（见图 2-3-4、图 2-3-5、图 2-3-6、图 2-3-7），所以二维超声是基础，应该很好地理解和掌握其特点和成像原理。

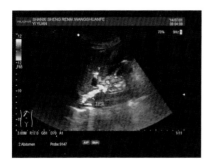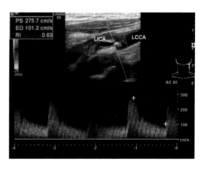

图 2-3-4 肝硬化门脉高压患者 TIPS 术后的 B 型及彩色多普勒显像显示通畅的支架（箭头所指）。

图 2-3-5 左侧颈内动脉起始部狭窄的二维、彩色和 PW 图，三种显像同步显示。

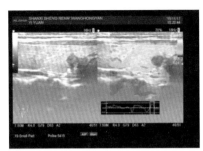

图 2-3-6 右侧甲状腺结节的弹性图及二维图同步显示。

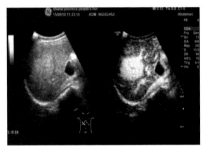

图 2-3-7 肝脏局灶性结节增生（M）二维超声及超声造影图。

图像相关知识点 3：二维超声图像显示会有伪像吗？

二维超声（B 型）图像中伪像多见，可以说无处不在，由于显示的空间维度比 M 型、A 型多，所以伪像更多见，需要识别、认识（详细见第四章超声伪像），通过操作手法或仪器调节来减少或消除伪像以提高诊断的准确性。常见的伪像有：

图像中组织后方回声的增强效应和衰减、声影；

图像中组织结构的回声失落显像；

图像中旁瓣伪像；

图像的几何失真：由于显示器的偏转系统存在非线性显示的图形，所以超声的二维图像存在几何失真，构成图像的变形。

三、B 型超声图像类型及形成机理

B 型超声图像有线阵超声、凸阵超声、相控阵超声之分。

1. 线阵超声图像形成原理

（1）线阵波束的形成：线阵波束扫描形成的原理类同，如：线阵探头的工作面是一个长方形，沿长度方向可被切割成若干个基元，通常采用 64~128 个基元，用 12 个基元发射一个超声束，12 个基元由具有相等时间延迟的电信号来激励，从而获得聚焦声束。

为了表示主瓣和旁瓣声压幅度随着其偏离中心位置的变化，将声束绘成叶状，中心声强为零分贝，把同一深度上声强为负 6 分贝的声场区域绘出，并将此区域以外的声强由于强度小而忽略不计，即构成了一束声波向前传播（如图 2-3-8）。

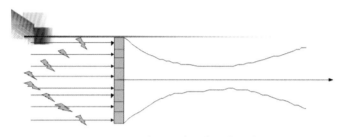

图 2-3-8　线阵超声波束形成示意图。

图像相关知识点 1：电子线阵探头声束的特点？

图 2-3-8 中就是这样一束声波。靠近探头表面的近区，声场占据的水平尺寸大，其横向分辨率差，随着传播距离的增加，声场所占据的水平尺寸减少，声能集中，而后声能又分散，对应于接收到的每次发射声束的回声在显示器上产生一条垂直的回波显示线，该波束的同一深度上的处于该区的回波信号被看成一条线的声波线来显示，即将一束声波看成一条线来显示。

（2）线阵超声波束扫描：线阵波束扫描是采用电子开关控制波束的移动，如采用 64 个基元的探头，由第 1~第 12 个基元产生第一个波束，第 2~第 13 个基元产生第二个波束，依次类推，产生 53 个波束，波束间的转换由电子开关控制，如由第一个波束转变为第二个波束时，只需断开第一个基元，接通第 13 个基元，就造成波束的中心轴线沿水平方向向前移动了一个基元。随着基元的依次断开和接通，波束由 1 向 53 转换，超声波束完成了一个水平方向上的扫描。每个波束在深度方向上以垂直线扫描，从而构成一幅矩形图像(见图 2-3-9)。

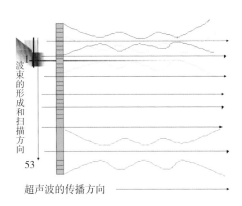

图 2-3-9 线阵超声波束扫描示意图：由图中的 1 开始到 53 条扫描线依次扫描。

图像相关知识点 2：常用的电子线阵探头扫描线如何形成？

以上为超声发射时波束的扫描，那么接收时为了扩大扫描的区间，减少波束间距，采用第 1~第 11 个晶片发射和第 2~第 12 个晶片两种接收方式，如第 1~第 12 个晶片发射和第 1~第 11 个晶片接收，构成一条深度方向上的超声扫描线，由第 1~第 12 个晶片发射和第 2~第 12 个晶片接收构成另一条深度方向上的扫描线，使超声波束增加了一倍。另外在上述扫描区的两侧采用基元数减少的波束扫描，以扩大扫描的区间，以采用128波束扫描为常用。

图像相关知识点 3：如何提高二维超声图像的扫描线密度？

采用电子扫描时，波束移动的间距为半个基元间距，约0.75~1mm，采用上述扫描时波束间有间距，如果直接用超声扫描的原始数据按空间间距来显示的话，获得的图像具有明暗相间的垂直条纹图像，70 年代初就是这种图像，连续感差（如图 2-3-10）。

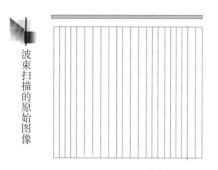

图 2-3-10　线阵超声扫描形成的原始图像示意图。

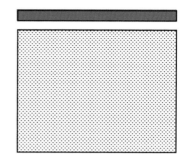

图 2-3-11　采用内插技术后连续感好的二维图像示意图。

图像相关知识点 4：如何改善二维超声图像的连续性？

为了提高水平方向上图像的连续感，在相邻的原始的超声波束之间用线性内插法改善图像连续感，由相邻两个波束的像素值计算出同一深度上水平位置处于它们之间的 1~3 个点像素值，插入原来的相邻的波束之间一起显示，从而改善了图像的连续感（见图 2-3-11）。

2. 扇形超声波束的形成和扫描

（1）波束的形成：有机械扇扫和相控阵两种：

① 电子相控阵探头的波束：探头内的晶片同线阵一样也是直线排列，采用电子开关控制各个基元延迟量的改变，以此改变波束的方向，从而实现扇形扫描（见图 2-3-12）。

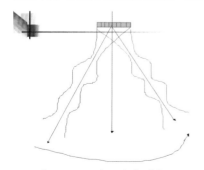

图 2-3-12　电子相控阵探头波束扫描示意图，图中黑色的直线为声束线。

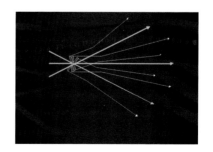

图 2-3-13　机械扇扫波束扫描线，图中的绿色线为声束线。

59

②机械扇扫波束形成：机械扇扫是由一个电机来转动一个晶片，每转动一个角度进行一次超声发射和接收，在扫描空间内波束呈扇形分布，每个波束的图形基本相同。由于是单晶片结构，不能实现电子聚焦，可采用声透镜等机械聚焦，机械扇扫波束示意图（未聚焦）图 2-3-13，横向分辨率差。

图像相关知识点：电子扇形超声图像形成的原理？

超声实现扇形扫描利用的是惠更斯原理（Hugeness principle）来实现的。惠更斯于 1960 年提出，介质中波动传播到的各点可看作是发射子波（spherical wave）的波源，这些子波的包络面决定了以后时刻的波阵面（见图 2-3-14）。

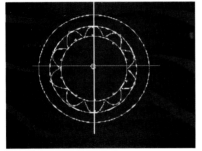 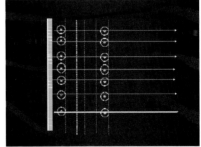

图 2-3-14 惠更斯原理的波阵面示意图。

图 2-3-15 超声波振源同时振动时的波阵面示意图。

如果超声波振源同时振动，则所有波阵面平行于振源的连线（见图 2-3-15）。

如果超声波振源存在时间差，则波阵面也不同，波阵面的连线发生偏移，与振源的连线不平行（见图 2-3-16 A、B）。

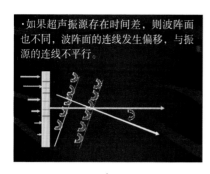
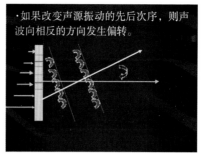

图 2-3-16 超声波振源存在时间差，波阵面发生不同方向的偏转示意图。

　　超声成像技术通过控制振源相互之间振动的超前和推后，可达到声源不动而声束发生偏移的效果，且控制超前和推后的时间差，就可以得到所需的偏转声束的角度（见图 2-3-17A），这就是相控阵方法形成扇形扫描的基本原理。

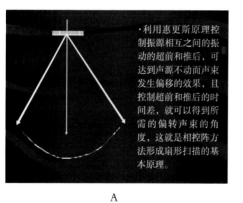
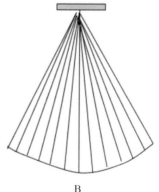

图 2-3-17 相控阵扇形扫描形成的模式图。

　　（2）波束扫描：同上述的线阵波束扫描，将每个波束看成一条线，在监视器上对应一条扫描线，按照回波到达的时间将回波信号显示于该线的相应的位置（如图 2-3-17B），每条线之间同样采用线性内插技术来克服图像的不连续感。

3. 凸阵超声图像形成的机理

（1）波束的形成同线阵探头；

（2）波束的扫描同线阵探头；

（3）晶片的排列为弧形（凸面）阵列，利用弧形凸面使声束呈扇形。

图像相关知识点 1：腹部二维超声图像方位规范有哪些要求？

二维超声图像本身有上、下、左、右之分（见图2-3-18），根据检查的部位不同，探头放置的位置各异（见图2-3-19A、B），声束扫查的方向不同，其上下左右所代表的部位不同（见表 2-3-1），为达到超声图像采集的一致，可统一超声专业人员的专业用语，便于交流和随访，提升超声自身队伍的整体水平，同时对于临床医生解读图像也很有帮助。

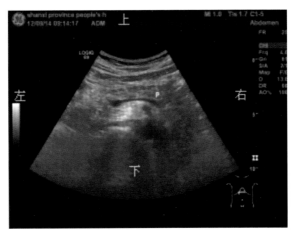

图 2-3-18　腹部横切面，P 为胰腺。

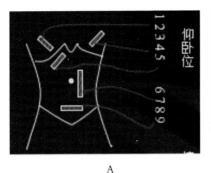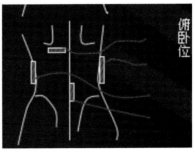

A　　　　　　　　　　B

图 2-3-19　腹部脏器扫查常用体位标记示意图。

表 2-3-1　腹部常用超声图像方位表

	图像—人体	图像—人体	图像—人体	图像—人体
(1) 腹部纵切面：	上—腹侧	下—背侧	左—头侧	右—足侧
(2) 腹部横切面：	上—腹侧	下—背侧	左—右侧	右—左侧
(3) 背部纵切面：	上—背侧	下—腹侧	左—头侧	右—足侧
(4) 背部横切面：	上—背侧	下—腹侧	左—左侧	右—右侧
(5) 右肋下斜切面：	上—腹侧	下—背侧	左—右肝	右—左肝
(6) 右肋间切面：	上—腹侧	下—背侧	左—右膈肌	右—肝脏面
(7) 左肋间切面：	上—腹侧	下—背侧	左—左膈肌	右—肝脏面
(8) 右肾冠状面：	上—右腹外侧	下—内侧（肾门）	左—肾上极	右—肾下极
(9) 左肾冠状面：	上—左腹外侧	下—内侧（肾门）	左—肾上极	右—肾下极

63

腹部和心脏的 B 型超声的图像方位有所区别，但浅表器官、血管超声的二维图像方位均与腹部图像方位规范一致。

图像相关知识点 2：二维超声图像分析的内容有哪些？

在超声诊断中 B 型超声表现是重要和主要的诊断依据，B 超图像的出现被誉为是超声成像的第一次飞跃发展，在二维声像图中，组织有不同的内部结构、回声强度、衰减程度，超声检查时就是将这些信息结合起来，全面分析，做出超声诊断。应该包括以下几个方面：

（1）位置及毗邻关系：正常脏器有其正常的位置所在，由于先天或某些疾病可以引起位置的改变，如异位肾、肾下垂等是靠位置异常来诊断疾病的。另外，病灶出现的位置对于判断病灶的来源、定位有关。

（2）形态或外形：正常脏器有其特定的形态，如子宫为梨形，卵巢为椭圆形、肾脏为蚕豆形等。某些疾病可以引起脏器的形态发生变化，超声要注意观察形态的变化。病灶可以呈各种各样的形态，如球形、不规则状、分叶状、腊肠形等，肿瘤往往为球形，可根据有无球体感对病灶做出肿瘤的判断。

如判断病灶有无球体感，可从多个切面的表现来推断其立体形状。

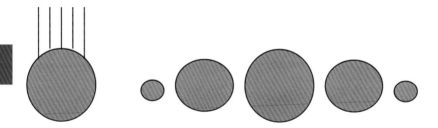

（3）大小：正常脏器有一定的大小，如子宫的大小、胆管的内径均有正常值，增大和缩小可以是某些疾病的表现，如肝硬化时，肝脏体积缩小，急性胰腺炎时常常胰腺体积增大。

病灶的大小对判断疾病的严重程度、指导采取手术方式以及判断病灶的性质有帮助。如卵巢的非赘生性囊肿其直径往往小于5.0cm，平滑肌瘤直径常小于5.0cm，而平滑肌肉瘤多数大于5.0cm。

（4）边界回声：腹腔内脏器有包膜，所以常可见明显的边界回声，且光滑，肿块有无包膜往往根据有无边界回声来定。肿块的边界回声大体可分为四种：强回声边界常见于囊壁钙化，高回声边界常见于肝脏血管瘤等，低回声边界常见于肿瘤的晕出现处，无回声边界是指边界回声和内部回声一致或无边界回声，常见于无包膜的病灶。

(5) 内部回声：是分析内容的重要部分，要从光点的强弱、光点的大小粗细、光点的分布特点及均匀性以及内部结构特点来观察。

①强弱：正常人体组织的回声强弱依次为：肾窦 > 胎盘 > 胰腺 > 肝脏 > 脾脏 > 肾皮质 > 皮下脂肪 > 肾髓质 > 血液 > 尿液、胆汁。

病理组织的回声强弱依次为：钙化、结石 > 纤维组织、平滑肌脂肪瘤 > 淋巴瘤 > 囊肿、腹水等。

②光点的大小：在不同的脏器中光点，有其一定的大小，如发生某些疾病时可出现变化，肝脏硬化时肝脏的光点变粗大，而脂肪肝时肝脏的回声变细小。

③光点的分布和均匀性：正常组织的均匀性不同，甲状腺较均匀，前列腺次之。病理组织中淋巴瘤的均匀性好，而胚胎性肿瘤如畸胎瘤常不均匀。

④内部结构：正常脏器有其特定的内部结构，某些病变可累及血管等，引起内部结构的改变。

(6) 后方回声改变：脏器及病灶的后方组织可有回声的改变，一般规律为：

病灶或肿块声衰减少——后方回声增强

病灶或肿块声衰减大——后方回声衰减

病灶或肿块声反射强——后方组织出现声影

(7) 活动度和活动规律：正常脏器有其活动的规律和活动度，如腹腔内位器官的运动和呼吸运动有关，腰大肌则随下肢的伸屈有一定的活动度，动脉有搏动，胃肠有蠕动，病理组织的液性暗区内可见光点的飘动，结石随体位的改变有滚动，瓣膜可有开关活动。

65

（8）质地的大体判断：肝静脉的波动与肝脏的质地有关，囊性脏器及病变的压缩性反映囊性病变的张力高低。

（9）脏器的功能：胆囊有收缩功能，胃肠有蠕动排空功能，膀胱有排空功能，心脏有收缩和舒张功能。

图像相关知识点3：二维超声图像在病灶定性诊断中的作用

（1）根据B型超声图的表现和规律性，对病变物理性质可作大体判断（见表2-3-2）。

表2-3-2 囊实性病变的二维超声表现比较

	囊性肿块	实性肿块
形态	圆形、椭圆形	不规则或不定
边界回声	光滑整齐	不定
内部回声	无回声，有回声时可飘动	有回声，光点不浮动
后方回声	增强，内收	衰减或声影，可无变化
侧边声影	有	不一定

（2）根据B型超声图像的特征性表现可对病变进行大体病理性质推断（见表2-3-3）。

表2-3-3 良恶性病变的二维超声表现比较

	良性病变	恶性病变
形状	规则	不规则
边界	清晰	不清晰
包膜	多有	多无
内部回声	均匀	多不均匀
后方回声	增强或无变化	可伴有衰减
侧边声影	可有，呈内收形	可有

第四节　M 型超声诊断法及特点

一、M 型超声图像形成的原理

M 型是 B 型（二维）超声的变异型，也是辉度调制型，是应用单轴声束探测某部位的距离随时间变化的规律曲线，以垂直方向代表距离，水平方向代表时间（见图 2-4-1A、B），M 型超声主要应用于心脏，称为超声心动图，心脏的结构随时间不停地运动，所以能显示声束线上心脏结构反射波随时间变化的波动曲线。

M 型超声是根据超声波所经过的各组织的反射回波依次被接收形成相应的波动曲线，依据曲线的特点来诊断疾病。

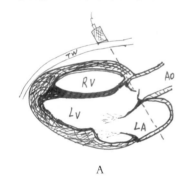

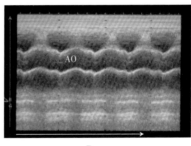

A
B

图 2-4-1　A 图为心脏断面结构示意图，显示探头内的单轴声束经过主动脉。B 图是主动脉根部 M 型超声图像，黄色箭头所指横坐标代表时间，红色箭头所指纵坐标代表人体内组织结构距离探头的距离。

二、M 型超声的特点

1. 能准确表明各部位之间的关系和准确测量之间的距离。

2. 能反映某结构单位时间内位置变化的速度、加速度、斜率及活动的范围等信息。

3. 单轴声束形成的心脏结构的运动轨迹图，显示一维空间信息，不直观。

图像相关知识点：M 型超声的临床应用有哪些？

目前 M 型超声均是在 B 型超声图像基础上取一条单轴声束线进行 M 型成像，由于 M 型超声不直观，也不能显示空间结构，所以应用范围局限，但其在测距等定量分析中较 B 型超声测量得更为准确，主要用于心脏内各个结构、人体大血管的运动幅度、内径、运动速度、加速度等的测量，所以在临床测量以上参数时常常会使用 M 型超声图像进行测量（见图 2-4-2）。

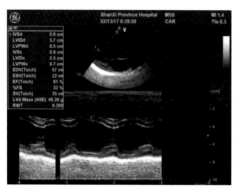

图 2-4-2 M 型超声心动图测量左心室功能

第五节 多普勒超声诊断法及其特点

一、多普勒效应

超声波的多普勒效应（Doppler effect）：多普勒效应是一种自然现象，1842 年由奥地利的 J·Doppler 发现。当声源和接收体（反射体）在连续的弹性介质中发生相对运动时，所接收到的反射体反射波的频率和声源发射的频率发生变化，这种现象为超声的多普勒效应。二者之间的频率差别称为频移。如果二者为向对运动，二者间距离缩小，所接收的频率高于声源的频率。$f'=C/\lambda+V/\lambda=(C+V)/\lambda=(C+V)/CT=(C+V)\cdot f_0/C=(1+C/\lambda)f_0$。$f_d=f'-f_0=V/C$。；由此类推，二者向背运动时，$f_d=f'-f_0=-V/C$，接收到的频率低于声源发出的频率，这种频移的大小与二者相对运动的速度有关。

　　图像相关知识点：超声多普勒效应如何应用于人体的血流检测？

　　多普勒测血流速度的机理是应用 Doppler 效应，将超声探头以一定的角度截取血管、心脏或其他运动的脏器结构，血流经过声场，由于运动的红细胞的强散射作用使探头接收的回波和发出的回波之间产生一个多普勒频移（见图 2-5-1），根据多普勒方程 $f_d=\pm 2V\cos\theta\cdot f_0/C$ 测血流速度的原理为 Doppler 超声诊断的原理。$V=\pm f_d\cdot C/2f_0\cdot\cos\theta$。

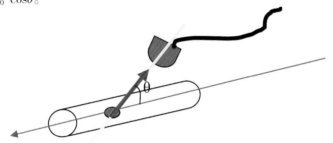

图 2-5-1　超声扫查血管时与血流方向形成的夹角模式图，蓝色图形为探头，黄色线条为入射声束方向，红色线条为血流方向，θ 为这两条线之间的夹角。

　　在医用超声中，超声波的接收体和发射体是位于一体，同位于运动体的一侧，若发射超声为 f_0 经过运动速度为 V 的反射体的反射和散射后接受的超声频率为 f'，则 $f_d=f'-f_0$ 在人体 $C\gg V$，$f_d=f_0\cdot V(\cos\theta_1+\cos\theta_2)/C=2f_0\cdot V\cos\theta/C$.（其中 θ_1 为入射声波与血流的夹角，θ_2 为反射声波与血流的夹角，二者相差不大，所以 $\theta_1=\theta_2=\theta$）。

当 θ 为 90°时，$\cos\theta$ 为 0，测不到血流，检查时应尽量使此角度缩小，以测得可靠的流速。

二、超声与血液的相互作用

血液中的红细胞为扁平的圆盘状，直径 8.5μm，中心下凹，直径远远小于波长，如 3.0MHz 的探头，波长约 0.5mm，约为红细胞直径的 60 倍。所以，红细胞在声场中是很好的散射体，但红细胞的散射也受到一些因素的影响。

1. 红细胞的散射与红细胞浓度的关系

红细胞的浓度与红细胞的散射强度有关，当红细胞的浓度小于 10%时，散射强度与红细胞容积呈线性关系，当红细胞的浓度为 20%时出现最大的散射系数（见图 2-5-2）。

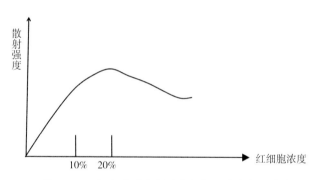

图 2-5-2　红细胞的散射强度与红细胞浓度的关系。

2. 红细胞的散射与入射频率有关

频率越高，散射越强，散射强度与频率的四次方成正比，超声探头接收的是红细胞的背向散射多普勒信号来成像的。

图像相关知识点：为什么多普勒超声检查时可以听到声音？

超声波是指人耳听不到的声波，但为什么在进行多普勒超声检查中，能够听到多普勒血流的声音呢？人体的血流速度大约为每秒几厘米到几米，发射超声的频率为 M 量级，可得到的频移 f_d 的范围在几百赫兹到几千赫兹，刚好落在音频的范围内，所以检查时同时听到声音，声音是频移形成的，不是探头发射的超声波产生的，有经验的医生可以通过声音的改变帮助诊断疾病。

三、超声多普勒诊断法的分类

分类的方法不同，其类型有所不同

1. 按照显示的空间信息来分类

（1）一维多普勒（频谱多普勒）：包括连续多普勒和脉冲多普勒

（2）二维多普勒：彩色多普勒超声，彩色能量多普勒超声。

2. 按照发射声波的特点来分类

（1）连续波多普勒诊断法（continue wave Doppler，简称 CW）

（2）脉冲波多普勒诊断法（pulse wave Doppler，简称 PW）

（3）高脉冲重复频率多普勒（high pulsed repetition frequency Doppler，简称 HPRF）。

图像相关知识点：两种多普勒分类方法的关系？

一维多普勒
- 连续波多普勒（CW）
- 脉冲波多普勒（PW）
- 高脉冲重复频率多普勒（HPRF）

二维多普勒
- 彩色多普勒（CDFI）
- 彩色能量多普勒（PDI）

四、连续多普勒超声诊断法

1. 原理

采用两个超声换能器连续不断地发射超声信号，而且连续不断地接收信号，接收的信号和发射的信号之间产生一个多普勒频移，超声所经过的不同深度组织上所有运动目标产生的多普勒信号叠加混合显示在一起，根据显示的频谱特点来诊断疾病，主要用于检测高速血流（见图 2-5-3A、B）。

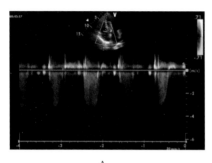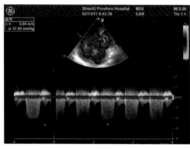

图 2-5-3 A 图为主动脉瓣狭窄的连续多普勒频谱图。
B 图为室间隔缺损时高速血流的连续多普勒频谱图。

2. 连续多普勒超声的特点

（1）速度分辨率强：由于连续多普勒法是超声连续不断地发射高频超声（大于 2MHz），所以从理论上讲，脉冲重复频率 PRF 相当于 2MHz，尼奎斯特极限为 1MHz（PRF/2），它能测出流速高达 250m/s 的血流，可以满足人体各种血流速度的测量。

（2）距离分辨能力差：由于连续不断接收的多普勒信号叠加显示在频谱上，无法分辨其深度和层次，不能定位。主要用于测高速血流、胎心监护等。自从采用了快速富丽叶变换（FFT）处理技术后拓宽了应用范围。

图像相关知识点：连续波多普勒取样线上的标记符号的含义？

　　连续多普勒在取样线上可见标记符号，仅表示发射声束和接收声束的焦点，或声束和血流的焦点，不同于脉冲多普勒的取样点，可以用线或圈等不同的形状来标记（见图 2-5-4A、B）。

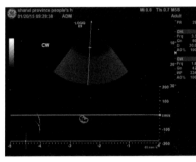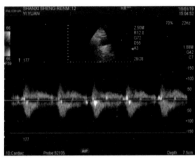

A　　　　　　　　　　　　　　　B

图 2-5-4　连续多普勒不同形状的标记点，A 图中为断线标记，B 图中为小圆圈标记。

五、脉冲多普勒诊断法

1. 脉冲多普勒超声的原理

　　超声发射是采用单个换能器间歇性地发射超声。发射脉冲的时间很短，一般为 1~2 微秒，而两个脉冲间的间隔时间远远大于脉冲本身的宽度（时间），即超声发射脉冲后处于接收期（可听期），入射超声经过运动的组织产生多普勒信号，通过距离选通技术获得某一特定区域的血流多普勒信号，通过分析其特点来诊断疾病。

　　图像相关知识点：脉冲多普勒成像中脉冲重复频率的意义？

　　单位时间内发射脉冲波的数目称为脉冲重复频率（PRF）。PRF 是一个非常重要的概念，与频谱多普勒的图像质量有很大关系，决定了仪器可测量最高流速的能力，目前有的仪器厂家生产的超声仪器没有 PRF 键，多用 Scale 键（见图 2-5-5），Scale 键的大小调节相当于 PRF 大小的调节。

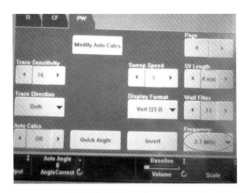

图 2-5-5　频谱多普勒条件下的 Scale 键（红色圆圈内）。

2. 距离选通技术和取样容积

通过电子开关控制接收回波的时间达到对某距离（距探头的距离）即某位置的血流信号定点检测的技术为距离选通技术。

换能器断续发射超声，一定时间后声波传播到某一位置，再从某一位置返回到探头，由于人体软组织的声速相差不大，可视为常数，所以返回信号的时间长短和该目标距离换能器的位置有关，二者呈正比，只要控制接收回声的时间，就可以只接收所需目标点的血流信号。

经过距离选通技术获得的取样的区域为取样容积（sample volume），简称 SV。

图像相关知识点：脉冲多普勒超声成像中取样容积的意义？

取样容积 SV 是一个泪珠大小的小体积，其长度取决于脉冲的持续时间，宽度取决于取样处声束的直径，其大小可根据不同的目的进行调节，仪器显示的是 SV 的上下径（见图 2-5-6），上下径相等的 SV 其容积不一定相等，由于声束的直径在不同的深度处是有差别的。

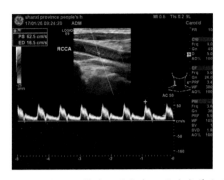

图 2-5-6 左侧股静脉血流彩色及脉冲多普勒图，图中取样线上的等号样短线为取样容。

3. PRF 和尼奎斯特极限

根据采样定理：脉冲多普勒可测得最大频移小于脉冲重复频率（PRF）的一半，即 $f_d < PRF/2$。$PRF/2$ 称为尼奎斯特极限（nyqusit frequency limit）。如果频移超过这一个极限，则所测的血流会出现频移和方向上的显示伪差，这种伪差称为频率混叠（aliasing）伪像。

图像相关知识点：为什么脉冲多普勒在检测血流时可能出现混叠伪像？

脉冲多普勒超声显像采用的是相位检测技术，这种检测技术就如同一个行进中的车轮呈360°旋转，周而复始，将车轮推向前方。所以可通过一个转动的车轮来举例说明：

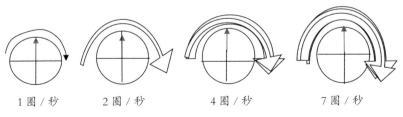

| 1 圈 / 秒 | 2 圈 / 秒 | 4 圈 / 秒 | 7 圈 / 秒 |

图 2-5-7 车轮顺时针转动速度不同示意图。

（1）如对车轮子转动的速度进行记录时，如果每秒钟记录的次数为四次，而轮子转动的速度为每秒钟转动一圈时，记录如下：

记录的次数为每秒四次，相当于 PRF，轮子转动的速度为每秒一次，相当于 f_d，由于 $f_d < PRF/2$，所以超声能真实记录轮子转动的速度和方向。

采用 PW 技术进行人体心血管系统的血流检测时，当流动的血液产生的频移小于 $PRF/2$ 时，PW 可以正确测量血流的速度和正确判断血流方法（见图 2-5-8）。

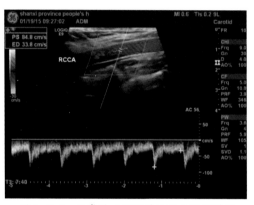

图 2-5-8　正常的右侧颈总动脉血流频谱图。

（2）当记录的次数不变，4 次/秒，而轮子转动的速度为 2 次/秒时，记录结果：

由于$f_d = PRF/2$，顺时针和逆时针方向转动轮子均可以得到类似的结果，则其速度的大小可以测得，但方向不能识别，采用 PW 技术进行人体心血管系统的血流检测时，当流动的血液产生的频移介于 PRF 和 $PRF/2$ 之间，即 $PRF > f_d > PRF/2f$ 时，多普勒频谱显示充满 $PRF/2f$ 后，又反折到 $-PRF/2f$ 部分，表现为正负双向单次折返，称为单纯性频率失真（见图 2-5-9），由于频移未充满整个频谱显示得范围，因此从频谱图中仍然可以判断出频移的方向，将正负方向的信号相加（绝对值相加）仍可以得到真正的频移值。

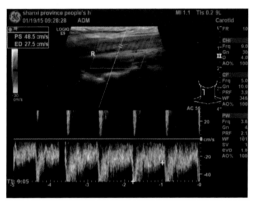

图 2-5-9 颈动脉血流的 PW 频谱显示单次混叠伪像。

（3）当记录的次数不变，4 次/秒，而轮子转动的速度加快，为 4 次/秒时，记录结果：

这时相机记录的图像显示轮子好像不动。

采用 PW 技术进行人体血流检测时，当脉冲多普勒频谱信号充满了 $+PRF/2$ 后再次折叠到 $-PRF/2$ 频谱上，甚至再次折返到 $+PRF/2$

频谱上，表现为正负多次折叠，称为复合性频率失真（complex alaising），容易出现在高速血流区（见图 2-5-10）。

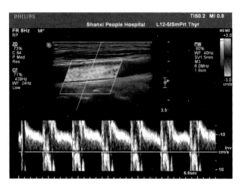

图 2-5-10　颈动脉 PW 血流频谱混合混叠伪像。

（4）当记录的次数不变，4 次/秒，轮子转动的次数再加快时，如 7 次/秒时，记录记过如下：

可看到轮子好像为反转，即轮子顺时针转动三圈、逆时针转动一圈及顺时针转动七圈等四的倍数减一圈均为同样的记录结果。所以轮子转动的速度和方向均不能真实地反映，对于脉冲多普勒技术来说，过快的血流在频谱图上无法辨认血流速度和方向（见图 2-5-11）。

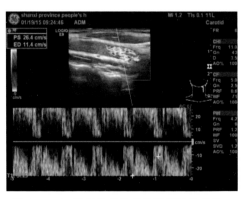

图 2-5-11　颈动脉脉冲多普勒图混叠伪像。

脉冲多普勒技术与照相机记录上述转动的车轮一样在检测高速血流时受到了尼奎斯特极限（*PRF* /2）的限制，现有仪器 PRF（scale 键）在一定范围内可以调节，有的可以调节到 8 档，所以检测血流速度时要选择恰当的 *PRF* 值，才可以克服混叠伪像（见图 2-5-12）。

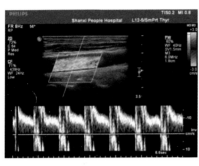 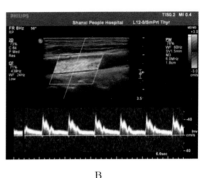

A　　　　　　　　　　B

图 2-5-12　在不同的 PRF 条件下的颈动脉频谱图：A 图示在低 PRF（scale）时的频谱出现混叠伪像，B 图示在调高 PRF（scale）后消除了混叠伪像的多普勒频谱。

但对于病变处的高速血流，如狭窄处的高速血流，这种伪像可能不能完全克服，必要时可采用连续多普勒（CW）来检测高速血流。

4. 脉冲多普勒频谱显示和分析

（1）频谱：是指时间函数的幅值和相位分量的值表示为函数分布的图形，即把一声波分解为若干单一频率的声波后，将这些声波的声级按照频率排列而表示的图形为频谱（见图 2-5-13），表示血流速度对时间的图形，以横坐标代表时间，以纵坐标代表速度（或频移）。

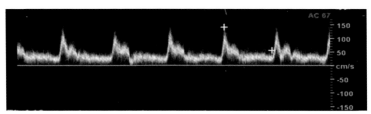

图 2-5-13 多普勒超声频谱图。

（2）多普勒信号的分析：仪器对多普勒信号的分析采用快速傅立叶变换的方法。该方法是 1809 年由法国数学家傅立叶证明，任何一个复杂的波形均可以分解为一系列基本和简单的正弦曲线，即傅立叶函数，这种分析的结果构成了信号的频谱分析。它是利用数学的方法对多普勒信号的频率振幅及随时间而变化的过程进行分析的一种技术。

图像相关知识点 1：超声多普勒仪器如何实现多普勒信号的显示？

超声多普勒仪器利用快速傅立叶变换可自动实现多普勒信号的分析和显示，快速傅立叶变换采用微机来对复杂的多普勒频移信号进行 FFT，把复杂的混合的频移信号分解为单个频率元素而显示在屏幕上，而构成一幅频率图形，即频谱图。

（3）频谱显示方式：频谱显示方式有多种，显示的频谱信息可包括频移的大小（血流速度的高低）、时间、灰度（红细胞数目）等。

①频移/速度—时间显示：是最常用的一种显示方式，横坐标代表时间，单位秒，用 s 来表示，纵坐标代表速度或频移，单位 cm/s 或 kHz（见图2-5-14）。

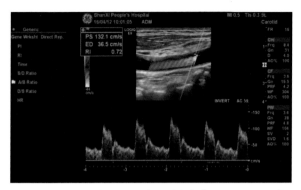

图 2-5-14　颈动脉血流频谱图（为速度－时间显示型）。

收缩期峰值流速（Vs）：指在心动周期中达到的最高流速时的速度值。

舒张末期流速（Vd）：为下一个收缩期前的舒张期的最末点。

中间水平线：为频移（速度）等于零的基线。基线上下代表血流方向，通常基线上方代表血流朝向探头，基线下方的频谱代表血流背向探头（见图 2-5-15）。

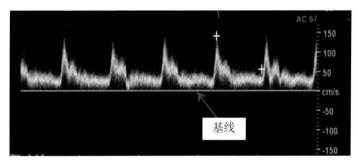

图 2-5-15　脉冲多普勒频谱图的基线：为箭头所指的水平线。

频宽及频窗：频宽又称频带的宽度，频移在垂直方向上的宽度范围，代表某一瞬间采样血流中红细胞的速度分布范围；而频窗表示取样容积内红细胞流速不包括的区域，此区域无频移，所以为频谱显示区（见图 2-5-16）。

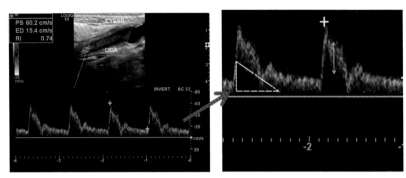

图 2-5-16 颈内动脉内膜剥脱术后血流频谱图，蓝色箭头间的频率显示区为这一时刻的频带宽度，红色箭头所指的白色三角形区域为频窗区。

频谱灰阶为频谱所显示的红细胞散射信号的强度，代表某一时刻采样容积中血流速度相同的红细胞的多少，由于接收的是红细胞的背向散射信号，那么速度相同的红细胞越多，散射越强，灰阶越亮，反之越弱。

图像相关知识点 2：多普勒频谱图可反映哪些血流动力学信息？

通过多普勒频谱可以了解血流的方向、血流的速度及血流的分散度（血流的性质）。

（1）基线上下代表方向；

（2）纵坐标方向代表不同大小的血流速度；

（3）血流的性质：可判定血流是层流还是涡流，通过基线上下流速的分布及频带增宽、频窗消失来判定是涡流（见图2-5-17）。

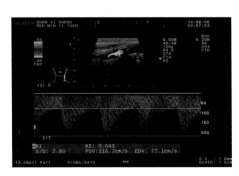

图 2-5-17 左侧颈内动脉狭窄的血流频谱图。

②幅度—频率显示：横坐标代表频移，垂直轴代表每个频率的相对幅度，即产生每个频移的红细胞的数目多少。取样容积内不仅细胞的速度不同，而且速度相同的红细胞的数目不同，因而不同频率的回波强度不同，为功率谱（见图2-5-18）。

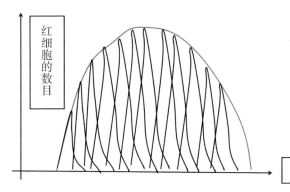

图 2-5-18 多普勒频移的幅度—频率显示示意图。

83

③三维显示：以 X 轴代表时间，以 Y 轴代表速度的幅度，即强度，以 Z 轴代表血流方向和血流速度（见图2-5-19）。

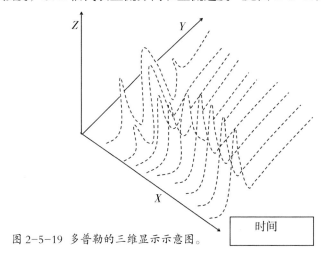

图 2-5-19 多普勒的三维显示示意图。

5. 脉冲多普勒的特点

（1）PW 实现了定点测血流：由于脉冲多普勒采用了距离选通技术，通过选择性时间延迟而对目标点进行定位检测，具有距离分辨力，实现定点测血流。

（2）PW 所测最大血流速度受到 PRF 的限制，最大可以检测的频移为 PRF/2。

（3）PW 所测最大深度有限：脉冲重复频率 PRF 越高则两个脉冲之间的时间越短，所能检测的深度越小，根据速度、距离和时间（频率）的关系：

$d_{max}=C\cdot\cos\theta/2PRF$。

所以为了测深部的血流要减低 PRF，但是这样对深部的高速血流测量不利，非常容易出现混叠现象。

（4）多普勒的取样深度和测量的速度相互制约，根据多普勒方程可得到：

$f_{dmax}= 2f_0\cdot V_{max}\cos\theta/C$ ①

$d_{max}=C\cdot\cos\theta/2PRF$ ②

$f_{dmax}=PRF/2$ ③

通过上述三式整理得到：

$d_{max}\cdot V_{max}=C2/8 f_0$

所以当入射频率一定时，$d_{max}\cdot V_{max}$ 是一个固定值。

图像相关知识点 1：检测深部组织内的高速血流时如何选择探头频率？

PW 检查时，如果探测深度越深则所测最大血流速度越小，同一频率的探头在检测深部血管时比检测浅部血管更容易出现混叠伪像；当要检查位置较深的血管时，要检测高速血流选用低频率探头，通过改变 f_0 增加 $d_{max}\cdot V_{max}$ 值，可以提高检测深部血流速度的能力，同时减低探头频率也可增加超声的穿透力，在二维图像上更好显示深部组织结构。

(5) 取样容积的局限性：多普勒的距离分辨率是由取样容积决定的，而取样容积的大小由有效声束直径和脉冲宽度（持续时间）决定。取样容积越小则取样范围越小，多普勒的距离分辨率越高，而取样容积小的话，脉冲的宽度就小，由于脉冲宽度和频率宽度的乘积是一个常数（constant），即脉宽×频宽＝有限值。

图像相关知识点 2：脉冲多普勒超声测量血流速度有何局限性？

脉冲多普勒 PW 超声发射的脉冲不可能只发射标定的频率，由于探头内晶片的振动在电激励停止后有余振，这些余振不能完全被探头内的吸声背材吸收，残余的振动也可以进入人体，所以发射进入人体的频率是有一定频带范围的，发射的时间（脉宽）要小时，所发射的脉冲的频率范围（频带）便要增宽，即是f_0范围增宽，不是一个单一的频率，由于f_0不同使得接收到的多普勒频移的大小存在差异，测得的血流速度不准确，造成 PW 的速度分辨率下降，这种误差不可能完全消除。

(6) 单点固定取样：单点固定取样所获得的血流信息严格来说是不能定量的。因为心脏大血管在不停地运动，而在检查某一部位的血流时取样容积 SV 图像中的位置是固定的，不会自动随心血管的搏动而搏动。

图像相关知识点 3：多普勒超声的取样容积对搏动血管内的血流速度测量的局限性？

如果 PW 要准确测量血流信息则要求取样容积在搏动的血管中的位置也随心血管搏动发生相应的变化，但实际上 SV 在图像上是无法自动识别心血管搏动，所以也无法准确测量某一特定部位的血流，如检测大血管内血流速度时，搏动的血管位置移动使得在图像上位置固定的取样容积在血管的中心和边缘交替取样，出现了同一个血管内的高低相间的频谱（见图2-5-20A、B），此外，在检查小的血管时，可造成SV移出搏动的小血管，使得频谱上出现断续的频谱。

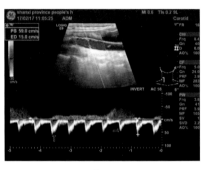
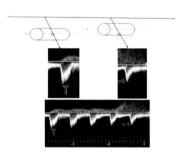

A   B

图2-5-20 A取样容积固定造成取样容积在不同的时期取到血管内不同位置的血流。取样容积在血管搏动时不动造成取到了血管内中心和周边的不同血流速度的多普勒，出现频谱有高有低。

B图为示意图，左侧图显示的红色取样容积位于血管中间，取到的血流速高，右图显示红色取样容积位于血管腔的近边缘部分，测到的血流速度低。

图像相关知识点4：频谱多普勒超声实现多点取样测血流的意义？

多数仪器的PW技术不能同时实时动态检测几个部位的血流频谱，所以对不同部位的血流进行对比时往往是在不同的心动周期间进行比较。现在有一些设备生产厂家为了克服一维多普勒单点取样的缺陷，采用了特殊的技术实现多点取样的方法，使得同一个心动周期的不同部位血流的同步显示和比较成为了可能（见图2-5-21A、B）。

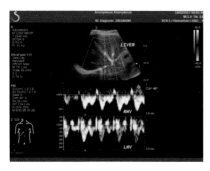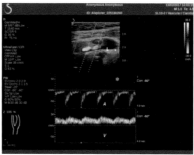

A   B

图 2-5-21　A 中肝静脉和左肝静脉血流频谱同时显示；
B 颈动脉和颈内静脉血流频谱同时显示。

（7）频谱分析和显示中的缺陷：超声诊断仪器对多普勒信号的分析采用快速傅立叶变换的方法，分析返回探头的声束中红细胞速度的分布，但该方法有通过时间效应引起的频谱增宽和振幅失真，因而产生误差。

图像相关知识点 5：多普勒频谱中出现多余灰时的原因？

血液中的红细胞通过多普勒超声采样区域的时间为通过时间，由红细胞通过时间所引起的多普勒频谱增宽，称为通过时间效应，这种效应还引起振幅失真，表现为频谱增宽部分多余的灰阶（见图2-5-22A、B）。

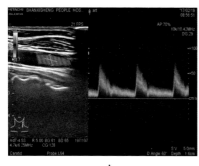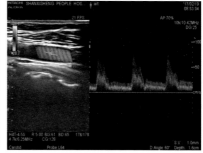

A   B

图 2-5-22　左侧颈总动脉彩色血流及频谱多普勒图。

A 图中的取样容积大，SV 为 5mm，B 图中的取样容积小，SV 为 1mm，所以可看到 B 图中频谱多余灰阶。

六、高脉冲重复多普勒

1. HPRF 的原理

HPRF 是探头发射一个脉冲后不等接收回波就又发射另一个脉冲，第二个脉冲发射后的间歇期内探头接收第一个脉冲的回波，第三个脉冲发射后接收第二个脉冲的回波，这样取样容积测量血流时相当于 PRF 增加了一倍，依次类推沿超声声束轴线上不同的深度可有一个以上的取样容积，检测到的最大频移可以加倍，可测血流速度范围加倍。

图像相关知识点：HPRF 的频谱上显示的最高流速是哪个取样区域的流速？

HPRF 是在脉冲多普勒（PW）的基础上的改进，为了克服测最高流速受尼奎斯特极限的限制而产生的新的技术，高脉冲重复频率多普勒在声束轴线上有多个取样容积，目前 HPRF 的最大测速可在 PW 基础上扩大到 2、3、4 倍不等（见图 2-5-23A、B），那么在 HPRF 频谱上测得的最高流速有可能是上述任意几个取样容积内的血流速度，因此血流的定位能力有所下降，检查者应该根据所对应的解剖结构来具体分析此最高流速的位置。

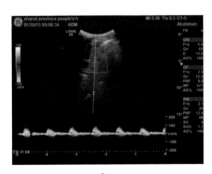
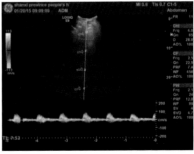

A   B

图 2-5-23　高脉冲重复频率多普勒（HPRF）的取样容积显示图。

2. HPRF 的特点

（1）可测速度范围大于普通脉冲多普勒：由于相当于 PRF 增大，可测流速增大。如 2.5MHz 的探头，探测深度为 16cm 时，PW 时测量的最大流速为 129cm/s，采用 HPRF 时，取样容积增加一个脉冲重复频率增大一倍，测流速最大可达 258cm/s。

（2）可测最大距离能力下降：由于脉冲多普勒遵循如下关系式：

$$d_{max} \cdot V_{max} = C^2/8f_0$$

所以探头频率一定时，由于 Vmax 增大 dmax 就会相应缩小。

（3）HPRF 是介于 PW 和 CW 之间的一种脉冲多普勒技术，集 PW 和 CW 的优点于一身，是平衡脉冲多普勒的距离分辨力和速度分辨力的一种技术。

七、彩色多普勒显像

又称彩色多普勒血流成像（color doppler flow imaging），是在脉冲多普勒技术的基础之上发展起来的一种新的显像技术。

1. 彩色多普勒超声的成像原理

彩色多普勒血流显像图是用同一个探头来实现两种显像。例如二维超声显像时有 128 条声束线，彩色血流显像时则采用 48 条发射和接收通道，探头在二维平面上扫描时，不断地从每条声束线的多个水平提取多普勒信息。提取的信号在仪器中分成两路：一路用于形成二维灰阶图像（见图 2-5-24A），另一路用于多普勒血流成像（见图 2-5-24B），血流信号经自相关技术处理后再经彩色处理器，将彩色血流信号显像叠加在二维超声图像上（见图 2-5-24C），将血流的彩色图和组织结构的黑白灰阶图区别开来。

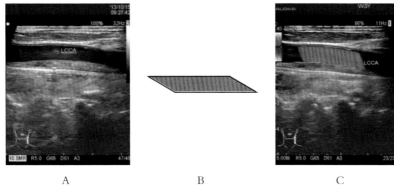

A   B   C

图 2-5-24　彩色多普勒血流图形成示意图。

图像相关知识点 1：连续多普勒、脉冲多普勒和彩色多普勒的区别及联系？

连续多普勒（CW）和脉冲多普勒（PW）主要用于探测一维方向上的血流信息，并以频谱的形式显示，所以称为频谱型多普勒或一维多普勒。彩色多普勒（CDFI）则显示二维方向上血流信息，所以又称为二维多普勒。三者的原理相似，均采用了多普勒效应，但三者对血流信号的提取、处理和显示方式不同，各有优缺点。彩色多普勒是克服了一维多普勒只能测定某一位置血流，而不能了解某部位血流的详细分布的缺陷。

图像相关知识点 2：超声检查中增加彩色多普勒显像时对二维图像有何影响？

彩色多普勒超声显像时丰富了二维图像中的血流动力学信息，但图像中的二维超声背景图像较单一二维超声显像时图像质量差，这与超声探头内的扫描线分成了两路，一部分用来二维成像，另一部分用来进行彩色血流成像有关，所以二维图像的扫描线数减少，减低了图像的质量，在中低端的超声设备上会表现明显，但高端设备上图像质量影响小（见图 2-5-25）。

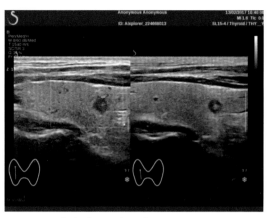

图 2-5-25 彩色多普勒图像和单一二维显示的图像质量差别。

2. 彩色多普勒成像相关技术

（1）彩色多普勒显像的自相关技术：是检测两个信号间的相位差的一种方法，是彩色多普勒中又一关键技术。

①相差检测：是运动物体造成两个回声的相位时，用相位差检测。如脉冲波发射两个脉冲间隔时间为 T，在声束线上有一运动物体以速度 V 朝向探头运动，被运动物体反射的回波也被探头所接收，接收声波对发射声波的延迟时间 $t1=2L/C$（C 为声速，是常数，L 为第一个发射声波的探头和运动物体之间的距离）如果发射声波 $\cos\omega_0 t$，那么回波信号的位相：

e（t）$=\cos\omega_0$（$t-t_1$）$=\cos$（$\omega_0 t-\omega_0 t_1$）$=\cos$（$\omega_0 t-\varphi_1$），$\omega_0 t_1=\varphi_1$ 为时间延迟产生的相位延迟。按照同样的方法，第二次发射的脉冲波 $\omega_0 t_2=\varphi_2$，而 $t_2=$（$L-\Delta L$）$/C$，$\Delta L=VT$。$L-\Delta L$ 为第二个脉冲在碰到运动物体时与探头的距离。那么第一个和第二个脉冲之间的相位差：$\Delta\varphi=\varphi_1-\varphi_2 =\omega_0$（$t_1-t_2$），即：即使探头与物体之间的距离不知道，只要我们检测到接连发射的相邻两个超声脉冲回声之间的相位差 $\Delta\varphi$，也就可以求得运动物体的血流速度。$V=C\Delta\varphi/\cos\omega_0$。而且

相差的极性指示了运动物体的方向，$\Delta\varphi$ 为正则表示运动物体朝向探头，$\Delta\varphi$ 为负则表示运动物体背向探头。

自相关检测：理论上讲，根据 $V= C\Delta\varphi/ \cos\varphi 2T$。可以求得 V，但在超声诊断中，频率 f_0 为兆量级，所以 $\Delta\varphi$ 是在高频下检测得到的，这给处理系统的电路带来了困难，所以目前彩色多普勒显像中先用正交检测器把回声信号转换到低频范围，再经自相关检测，即总是把一个反射回波脉冲和它的前一个反射脉冲波组合在一起分析，所以这种处理技术称为自相关技术。

图像相关知识点 1：彩色多普勒的测速原理与频谱多普勒测速原理一样吗？

彩色多普勒与一维频谱多普勒均可测血流的流速 V，但原理不同，一维频谱多普勒测量血流速度 V 时先求得频移 f_d，根据 $f_d= 2f_0 \cdot V\cos\theta/C$ 来计算血流速度，而 CDFI 是通过检测相差的自相关技术来实现测血流的目的。

图像相关知识点 2：彩色多普勒为何不能用于测量最大流速？

彩色多普勒在检测人体的血流时，取样区域内的血流不是一个红细胞而是存在许多红细胞，它们均可以产生多普勒效应，这与理论上的一个物体运动存在着差距，所以实际测定时一般取所有红细胞的平均值，因此自相关技术只能给出红细胞不同流速的平均值，当流速分布范围越大，平均流速与最大流速的差别就越大，它不能用于定量分析最大血流速度。

（2）彩色血流编码技术：通过自相关技术获得的血流信息需要转换成彩色，实时地叠加在二维灰阶图像上，才能直观地被肉眼所分辨彩色血流的部位。

图像相关知识点 3：彩色血流显像仪器如何对多普勒信号进行编码显示？

彩色多普勒超声仪器是采用国际编码彩图对接收的多普勒信号进行编码的。

红、绿、蓝为三种基本颜色，其他颜色由这几种颜色混合而成（见图2-5-26）；

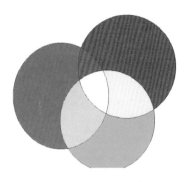

图2-5-26　彩色多普勒成像国际编码图及彩色灰阶图。

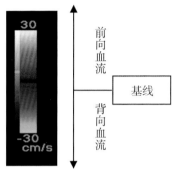

图2-5-27　彩色多普勒对血流方向的编码。

一般将朝向探头的血流编为红色，将背离探头的血流编为蓝色（见图2-5-27）；

通常将血液湍流编为绿色（见图2-5-28），正向涡流由红色、绿色合成黄色，反向涡流为蓝色、绿色组成深蓝色到青色。

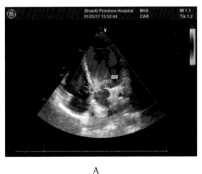

A

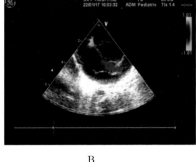

B

图2-5-28　心脏室间隔缺损处的涡流，A图中白色箭头所指为膜部室间隔缺损（VSD）；B图中黄色箭头所指的绿色区为肌部室缺。

绿色的混合比率与血流的湍动的程度成正比，层流越多则红色、蓝色越纯，正向血流流速越高则红色越亮，反向血流速越高则兰色越亮。

所以用三种颜色显示了血流方向、速度和湍流的程度（见图2-5-29），医生根据这些血流信息分析血流的性质，做出相应的诊断。

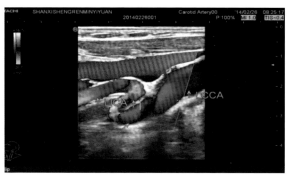

图2-5-29 颈动脉的彩色血流图。

（3）MTI原理：MTI实际是一种滤波器，这种滤波器从接收的超声回波信号中只分离出血流信号成分，而滤去心壁瓣膜的信号。首先探头发射一次声波后，接收到心腔的壁层和红细胞反射和后散射回声（见图2-5-30A），然后再一次发射超声波，由于红细胞的运动速度很快，而心脏壁的运动慢，因而回声位置和第一次不一样（见图2-5-30B），将第一次和第二次所接收的回声波相减，便形成第三种波形，由于心脏壁几乎没有动，从那里返回的波一相减就消失了，而红细胞在快速运动，所以其回波的位置不同，相减之后信息仍然存在（见图2-5-30C），在同一个方向上反复多次（6~12次）发射超声波，对接收的回声信息变化进行统计分析，能够准确获得运动红细胞的运动信息。

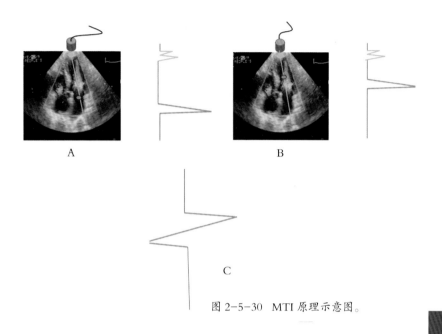

图 2-5-30 MTI 原理示意图。

95

图像相关知识点 4：彩色多普勒的 MTI 性能对图像质量的影响？

彩色多普勒血流显像的质量主要取决于 MTI 的特性，由于心脏和血管壁的运动幅度随年龄和性别等不同而异，所以一般有 4~6 级可调（见图 2-5-31A、B、C、D）。滤波器有高通滤波和低通滤波两种。高通滤波的截止起点频率较高，而低通滤波的截止起点频率较低，主要用于显示低速血流。如果 MTI 性能不佳，则彩色多普勒显像时伪像容易出现，影响图像质量，增加超声诊断难度。

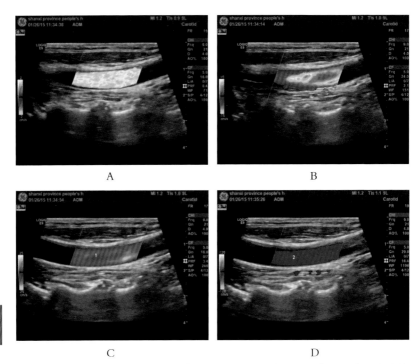

图 2-5-31 MTI 多级可调，在不同 MTI 的状态下结合其他调节可获得良好的图像质量。

A 图中 MTI 为 71，B 图中 MTI 为 151，C 图中 MTI 为 246I，D 图中 MTI 为 1193。

3. 彩色多普勒的特点

（1）彩色多普勒超声为二维多普勒：显示二维方向上的血流分布图，血流信息丰富，所以比较直观，可了解多点血流信号的二维显示，所以不仅显示了血流的速度、方向而且显示了血流的分布状态，能帮助脉冲多普勒的取样容积快速准确放置于测量的部位来获得某一部位的血流参数，所以目前脉冲频谱多普勒在定量分析中离不开彩色多普勒。

（2）彩色多普勒具有混叠现象：由于自相关技术是一种相位检

测技术,彩色多普勒采用脉冲波,所以它具有脉冲多普勒的局限性,如检测流速超过 180°($\Delta\varphi$),此时出现彩色 Doppler 的混叠现象,过高的正向血流,由于 $\Delta\varphi>180°$ 而出现在蓝色的区域,呈现为蓝色血流倒错,对血流方向判断发生错误。

所以二维多普勒和一维多普勒发生倒错的条件是一致的,$f_d>$ $PRF/2$,可有单纯性混叠伪像和混合性混叠伪像(见图 2-5-32A、B)。

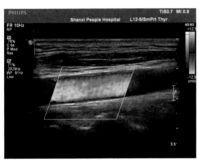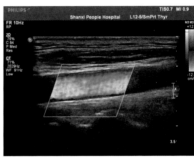

图 2-5-32 颈动脉内彩色多普勒混叠伪像:A 图显示单纯性混叠伪像,B 图中显示复合性混叠伪像。

(3)血流速度定量能力差:目前的彩色多普勒诊断仪器不具备血流速度定量技术,虽然彩色多普勒和脉冲多普勒都以脉冲回声为基础,但彩色多普勒对于辨别血流的湍动,了解血流在心脏血管内的分布较脉冲多普勒更快更好,对血流定量则很差。

图像相关知识点 1:在实际工作中如何合理使用连续多普勒、脉冲多普勒和彩色多普勒?

利用彩色多普勒和脉冲连续多普勒各自的优点和缺点,即利用彩色图像能清晰显示血流空间分布的特点,帮助频谱多普勒快速确定定量分析的适当位置,将脉冲多普勒的取样容积放置能显示的最亮的区域来测定最大流速，较快速准确。

图像相关知识点2：彩色多普勒超声图像和彩色超声图像有何区别？

彩色超声是对二维灰阶图像进行彩色编码处理，即把不同等级灰度的超声变换成某种颜色（见图2-5-33A、B），可以提高图像的分辨率，丰富影像层次，增加实感，提高二维超声（B型）对组织变化的可视度，它不同于彩色多普勒超声，后者用于血流显像。彩色超声和彩色多普勒超声可同时显示，前者显示组织结构，后者显示血流动力学（见图2-5-34A、B）。

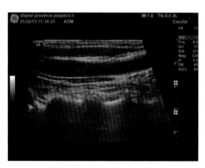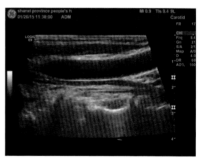

A   B

图2-5-33　不同色彩的彩阶超声图像

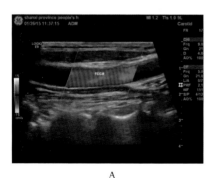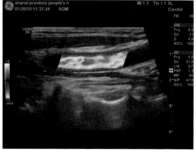

A   B

图2-5-34　彩阶图和彩色多普勒血流图同时显示

第三章 超声诊断仪器构造对图像质量的影响

超声诊断法按照显示方式的不同有 A、B、M 和 D 型之分，但超声诊断仪器的构成基本相同。

超声仪器最基本的包括：探头、主机和记录器等，主机又包括发射电路、接收电路、扫描电路和显示器等（见图 3-0-1）。最主要的是探头。

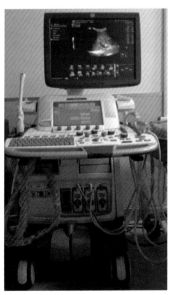

图 3-0-1 超声诊断仪器图

一、黑白超声诊断仪器的基本构成图

电源——主机

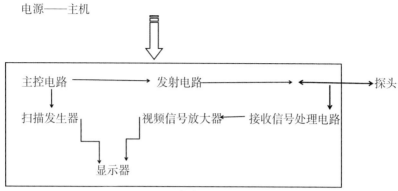

图 3-0-2 黑白超声诊断仪器构造示意图。

二、彩色多普勒成像仪器构成

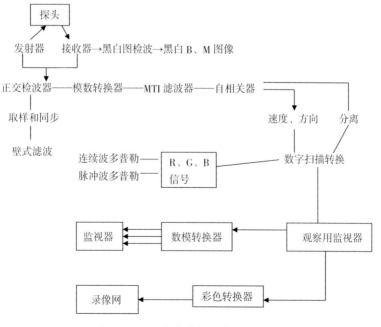

图 3-0-3 彩色多普勒超声结构示意图。

第一节　探头

一、探头的构造

探头是超声诊断仪器发生和接收超声即进行电－声和声－电转换的部件，所以又称换能器，是超声诊断仪的重要部分。仪器的灵敏度、分辨率、伪像均与探头的性能有关，探头主要由晶体、吸声背材、匹配层、导线和接口电路组成（见图 3-1-1，图 3-1-2）。

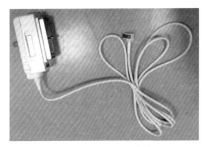

图 3-1-1　探头的组成部分

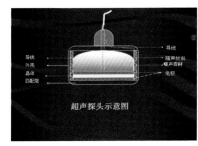

图 3-1-2　超声探头结构示意图

1. 晶体

晶体是探头的关键部件，具有压电特性，所以又称压电晶体，可以发生和接收超声。

（1）晶体的压电效应：通过外力的作用而极化的晶体，即晶体在机械力的作用下会在晶体表面产生电荷，这种机械能转化为电能的现象为正压电效应，反之若对晶体施加一电场，晶体也会发生应变，这种电能转化为机械能的现象为逆压电效应。探头内的晶体为实现这种能量转化的装置，所以探头又称换能器，发射超声利用逆压电效应，即将电能转化为声能，接受超声利用正压电效应，将声能转化成电能。

（2）晶体的内部结构：医用晶体多为压电陶瓷，内部具有周期性排列的共同特点，呈六面晶体结构。六面晶体结构包括立方晶系、四方晶系和菱形晶系（见图3-1-3）。

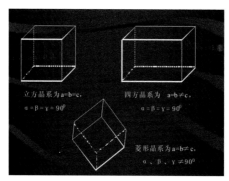

图 3-1-3 探头内六面晶体结构示意图。

立方晶系为 $a=b=c$，$\alpha=\beta=\gamma=90°$

四方晶系为 $a=b\neq c$，$\alpha=\beta=\gamma=90°$

菱形晶系为 $a=b\neq c$，α、β、$\gamma\neq90°$

图像相关知识点1：探头内晶体材料的内部结构有何特点？

六面晶体结构如温度系数发生改变时晶胞的内部结构发生改变，当温度高于某一个温度时为立方晶系，当低于这一温度时转变为另一种晶系，从一种晶系向另一种晶系的转化称为相变，该相变的温度为居里温度，不同的晶体材料，它们的居里温度不同。如钛酸钡（$BaTiO_3$）的结构在居里温度以上为立方晶系，正离子 Ba^{2+}，Ti^{4+} 的对称中心位于立方体的中心，负离子 O^{2-} 的对称中心位于立方体的中心，正负离子重叠，不会出现极化（见图3-1-4）。

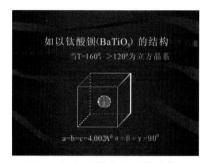
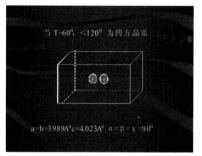

图 3-1-4　探头内晶体结构示意图。　图 3-1-5　探头内晶体为四方晶系示意图。

当 $T=160°$，$a=b=c=4.002A°$　　$\alpha=\beta=\gamma=90°$

当 $T=120°$，$a=b=c=4.00A°$　　$\alpha=\beta=\gamma=90°$

当 $T=60°$，$a=b=3.989A°$　　$c=4.023A°$　　$\alpha=\beta=\gamma=90°$

当 $T=20°$，$a=b=3.986A°$　　$c=4.026A°$　　$\alpha=\beta=\gamma=90°$

可见当在居里温度以上 120°以上为立方晶系，当小于居里温度 120°变为四方晶系（见图 3-1-5）。

103

（3）晶体的极化：晶体具有压电效应的原因是由于晶体内部存在自发极化，那么什么是自发极化？在居里温度以上的立方晶胞，在居里温度以下为四方晶胞，即 a=b 变短，c 变长，那么由正离子形成的正电荷中心与负离子形成的负电荷中心不重叠，在某一轴线上发生极化，这就是自发极化（见图 3-1-6）。它产生不是由于外力电场作用，而是由于内部的原因，所以称为自发极化。

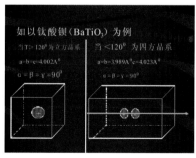

图 3-1-6　晶体的自发极化示意图。

整个晶体内包含了许多电筹（极化方向一致的小区），由于每个电筹方向各异，杂乱分布，因而总的极化强度为零。这种晶体在加一个电场时，极化强度就不为零（如图），但这种极化强度不管多大，电压表是无法测到的，这是因为陶瓷的电荷（束缚电荷）在陶瓷表面吸附了一层来自外界的自由电荷，且这些电荷与陶瓷的内部电荷相反，而且数值相等，它起着屏蔽荷抵消内部极化强度对外界的影响，如果在晶体上施加一个外力，就会发生表面电荷数量的变化，产生放电和充电（见图3-1-7），同样在晶体上施加一个电场就可能使晶体发生形状改变。

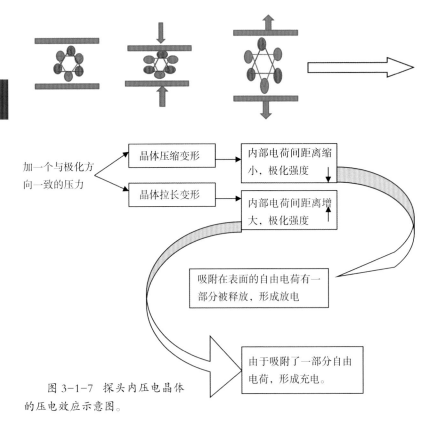

图 3-1-7 探头内压电晶体的压电效应示意图。

图像相关知识点 2：探头内的晶体材料如何产生压电效应？

正是由于晶体的变形，而导致放电和充电现象，即由机械能转换为电能，这就是正压电效应。如在晶体上增加一个外加电场，与极化方向一致，由于电场的作用使极化强度增大，正负电荷间的距离增大，沿极化方向产生伸长变形，相反若加一个方向的电场，由于电场的作用使极化强度缩小，正负电荷间的距离缩小，晶体压缩变形，以上为晶体的逆压电效应，即由电能转化为机械能。

图像相关知识点 3：超声仪器如何实现超声波的发射和接收？

在某一压电晶体上施加交流电压的频率不同，探头内晶体厚度方向上形变的大小也不同，在某一频率上引起的形变量大，这个频率叫厚度振动中心频率，交流电压频率偏离这个频率，引起的形变要减少，我们常用一个物理量来描述这个形变特点——带宽，在带宽范围内，形变大，反之小，由于压电晶体的内部结构的特点，当对压电材料加一交变电场时，此材料将产生与交变电场频率相同的机械振动（晶体振动）→逆压电效应→超声发射。当经过人体组织的声波被晶体接收后，由晶体的形变引起电场的变化，由机械能产生电能→正压电效应→超声接收。

（4）晶体材料的性能和压电参量：最早发现的压电材料为石英，性能稳定，但激励压电高，耦合系数低，不实用。而后来人工合成的材料，如锆钛酸铅类，灵敏度高，激励电压低即压电材料要具有力学性质、电学性质和压电的性质，它的性能由它们的性质决定。

①力学性质：力学性质是用应力 T 与应变 S 间关系来描述。$S=sT$，s 为弹性顺从系数。

②电学性质：电学性质是用电感应强度 D 与电场强度 E 之间的关系来描述，$D=\varepsilon T$，ε 为介电系数。

③压电性质：压电性质是当正压电效应时用引起的电感应强度 D 与应力 T 的关系描述，$D=dT$，d 压电参量，当产生逆压电效应时用引起应变 S 与电场强度的关系：$S=dE$。同时存在应力和电场时：$S=SET+dE$（压电方程式），以上的 d、ε、s 均为压电参量，此外压电参量还有许多，如 g——电场应力系数，e——应力电场系数。

④耦合系数：由上可知，单位体积的压电材料所具有的能量可分为三部分：力学弹性能量 Ue，压电互相能量 Um，电学电场能量 Ud，为了说明压电材料具有的能量中可以进行压电互换能量和不可进行压电互换能量的比值，引进了机电耦合系数 K，

$$K=Um/2\sqrt{Ue \cdot Ud}$$，从 K 可宏观估计压电材料的好坏，一般 K 小于 1。

⑤晶体材料的选择：这是探头的关键，它决定了声和电转换的能力，压电陶瓷最常用，主要由于其具有较高的机电转换能力，价格低，可作成各种形状，所以最常用，这类最多见的是锆钛酸铅（PZT）。近年来通过各种工艺加不同的杂质衍生出不少不同性能的晶体材料，一种新型的材料聚偏氟乙烯（PVDF）薄膜有较强的压电性质，同时和人体的声阻抗匹配又好，所以不需要匹配层。

2. 背材

又称阻尼材料。当电脉冲结束时，探头晶体还有较长时间的余振，所形成的脉冲宽度是电脉冲宽度的好几倍，使显像系统的纵向分辨率下降，为了解决这一矛盾，在探头中引入背材，背材的作用是使脉冲余振缩短，空间脉冲长度缩短，从而提高纵向分辨率，选择背材要适当，因为低阻抗高衰减的背材可提高探头的灵敏度，相反则灵敏度减低，高阻抗、高衰减的材料可使探头的频率平坦。此外背材的厚度要充分，使进入背材的声能很快全部衰减以避免背部界面产生的回波干扰。

（1）若采用两面辐射型换能器设计，则用高声衰减系数材料，声阻抗与晶体大致相同，这种背材重，但带宽大。

（2）若采用单面辐射型换能器设计，则用声阻抗与晶体相差大的反射材料制成，这种背材轻，带宽小，但声能和电能转换效率大。

3. 面材

也称匹配层，是探头晶体表面的一层材料（见图 3-1-8A、B）。

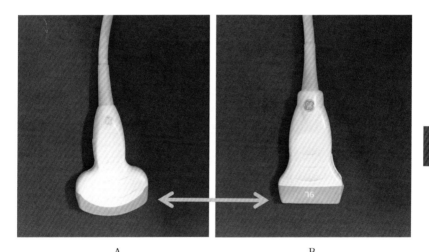

A   B

图 3-1-8 凸阵探头和线阵探头匹配层（图中箭头所指）。

（1）面材的作用：面材作为匹配层在探头的结构中是非常重要的部分。

①保护作用：保护探头晶体表面银电极不与外界接触而磨损氧化，同时保护人体不受电的损害。

②阻抗转换的作用：匹配层能够使发射的超声最大限度地进入人体。晶体的声阻抗和人体的声阻抗相差很大，声波在通过二者的交界面时发生强烈反射，对人体组织无法检查，所以在晶体表面加

匹配层，使声能最大可能地透射进入人体组织内，可以是一层，也可以是多层。

（2）面材的选择条件：面材作为匹配层需要满足以下条件：

①厚度为声波在该材料中的波长的 1/4，多层时每层的厚度为 $\lambda/4$；

②声阻抗为上下两种组织声阻抗的比例中项， $Z_1 \cdot \cdot Z_0 = Z_0 \cdot \cdot Z_2$，其中 Z_1 为面材的声阻抗；

③耐磨损，损耗小，耐用；

④质地柔韧，柔顺性好 。

图像相关知识点 4：超声探头常用的面材有哪些？

面材为单层时多用金属粉和塑料混合物。面材为两层时，其中一层为有机玻璃，另一层为石英和铅、镁合金。探头的匹配层在日常超声检查中是与人体直接接触的部分，所以容易磨损，造成透声性能减低，可影响图像质量。在匹配层上往往再粘上一层声透镜进行声束聚焦，可改善图像的空间分辨率。

二、探头的类型

超声探头的类型多，不同的仪器可以配有不同的探头，分类方法不同，其名称有所不同。

1. 按照探头内晶片的工作原理分类

可分为脉冲回声式和多普勒式探头两大类，前者以接收反射为主，后者以接收散射为主。脉冲回声式探头是由一个或一组晶片兼发和收两用，按照内部结构分为：聚焦单探头、摆动式探头、转子式探头、旋转式探头、多晶片探头、环阵探头、高密度探头、穿刺探头和体腔内探头等。多普勒探头按照功能不同分为连续和脉冲多普勒探头，前者是发射和接收各用一组晶片，后者是发射和接收共用一组晶片。

2. 按照探头内晶片的驱动方法分类

可分为电子探头和机械探头。前者晶片不动，而后者的晶片是通过微型马达等其他机械装置来驱动，所以晶片是动的。

①聚焦单探头：由晶片制成凹面或加声透镜制成。

②摆动式探头：为摆动式机械扇扫仪器的使用探头，通过探头内电机传动转换机构驱动换能器来回摆动做扇形扫查。这种探头特点，摆动速度快，惯性大，不耐用、噪声大，成本低，容易制作。

③转子式探头：为转子式机械扇扫仪器使用的探头。转子上等距离安装三个或四个规格相同的换能器，由电机带动转子，每转一周可获得三幅图像，所以需要转速慢，且做匀速运动，更合理。

④旋转式探头：为旋转式机械矩形扫查仪所用探头，它由三个规格相同的换能器成120°，等分镶嵌在锥体上，由同步电机驱动旋转，声束由抛物镜反射后成平行声束，再经水容器进入人体。

⑤多晶体探头：为B型超声自动扫查仪器所用探头，由多个晶体组成，借用电子开关使晶体按照某种组合顺序工作，由于控制方式不同，可实现矩形、扇形、梯形等扫查，依据探头内晶片排列方式的不同有线阵、凸阵、相控阵之分（见图3-1-9）。晶体的数目可达400片以上，线阵为直线排列，探头大小约22×110mm²，扇形14×14mm²。

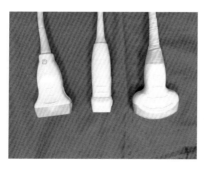

图3-1-9　图中从上到下为凸阵探头、相控阵探头、线阵探头。

⑥环阵探头：它由 7 个以上不同的同心圆环形晶片组成，采用动态聚焦，具有较高的横向分辨率。

⑦容积探头（见图 3-1-10）：用于三维、四维超声成像技术。

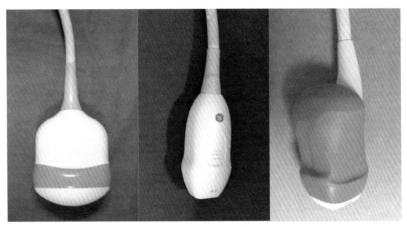

图 3-1-10　不同仪器的容积探头。

3. 按照用途不同分类

（1）穿刺探头：将穿刺探头的晶体制成中空圆形，或在多晶片探头的中央留一楔形的空槽（见图 3-1-11A）也有在探头左侧附加一个穿刺引导装置（见图 3-1-11B、C、D）。

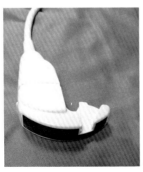 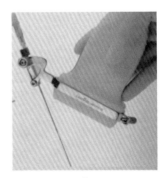

A   B

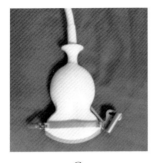
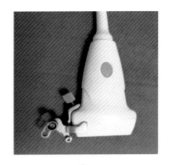

C　　　　　　　　　　　　D

图 3-1-11 各种不同类型的穿刺探头。

（2）腔内探头：为了提高深部组织分辨力，探头引入体腔内，如阴道探头，经直肠探头（见图 3-1-12A、B、），经尿道探头，经食道探头（见图 3-1-13），探头小，柄长，容易消毒。

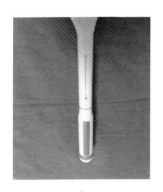
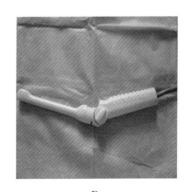

A　　　　　　　　　　　　B

图 3-1-12 经直肠双平面探头和经阴道探头。

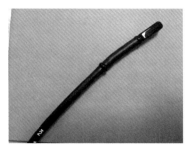

图 3-1-13　经食道心脏超声探头。

（4）其他探头：手术用探头（见图 3-1-14、3-1-15），眼杯式探头（见图 3-1-16A、B）等。

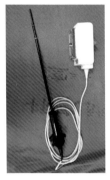

图 3-1-14　腹腔镜手术用探头。

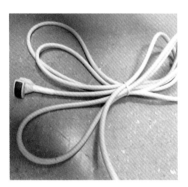

图 3-1-15　腹部开放手术术用探头。

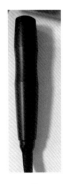

A

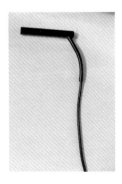

B

图 3-1-16　眼科用探头。

4. 按照探头发射的频率分类

可分为单频探头、变频探头、宽频探头等。

（1）单频探头：探头标称的频率，探头发射一个最强频率的声波，是探头的工作频率。

（2）变频探头：同一个探头可选择 2 到 3 种工作频率，如 3.5MHz、5MHz，通过仪器的面板控制改变频率，兼顾分辨率和穿透力；可进行二次谐波成像；需要和信号处理相结合。

（3）宽频探头：探头同时发射具有一定频率范围的超声波，反射的回波自人体组织返回到探头时，探头接收时分为两种情况，可选择中心频率接收，也可实现动态频率扫描。动态频率扫描为接收器通过可变带通滤波器从多个频率的声波中自动在近场选择高频率，远场选择低频率接收，成像速度快，图像质量高。

图像相关知识点：如何提高宽频探头的信噪比？

宽频探头发射的频率不是一个频率，而是一个频率范围，探头所标识的频率有的为 1 个，有的为一个范围，如果是一个频率则表示探头发射的频率中强度最大的频率，这种与单一频率发射比较，由于电能分散给了多个频率，发射每一个频率的能量下降，为了解决这一问题，采用多层探头，在晶体和人体之间增加匹配层，使晶体发射声波的能量更有效地进入人体组织，使信噪比得到提高。

三、探头的分辨率

1. 分辨率概念

超声波能够分辨性质不同的相邻的两种物质的能力称为分辨率。

2. 分辨率的分类

超声诊断技术已经发展为一种影像体系，从静态到动态，从黑白到彩色，从一维到二维、三维乃至四维，不断发展，超声的分辨率包含了多个方面。二维超声的分辨率分类主要有：

(1) 对比分辨率；

(2) 时间分辨率；

(3) 空间分辨率。

3. 对比分辨率

对比分辨率是指能敏感地将声阻抗不同的界面和粒子用不同的回声强度表现出来的能力。为了使不同强度的回波都得以清晰显示出来，医学超声图像使用了灰阶来表示。灰阶又称灰度，是指图像上从最黑到最亮的亮度等级。它取决于从黑色到白色的亮度范围。

图像相关知识点1：二维图像的对比分辨率如何表示？

现代的超声诊断仪器多用数字化图像，是将数字化的回波幅度按照一定的灰阶进行编码（二进制度），即不同的灰度用一串不同的数字来表示，数字的长度决定了灰阶的等级。如果字长为 X，则灰阶数为 2^x，目前使用的超声诊断仪器字长为 5~8 个数字表示，所以灰阶数为 32~256 级，二维超声图像上可显示灰阶图（见图 3-1-17A），这样通过增加信号的动态范围使灰阶编码合适，从而使图像的层次感丰富，较敏感地、真实地把声阻抗不同的界面和粒子的回波强度表示出来。同样二维图像也可以进行彩色编码，将回声幅度划分为许多色域，一种颜色和色度表示一定幅度的回波，这就是彩色灰阶简称彩色图像 （见图 3-1-17B）。

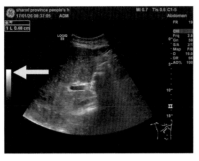
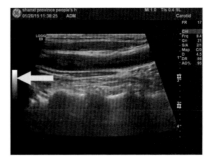

A   B

图 3-1-17 图 A 二维图像上显示的灰阶图，图中黄色箭头所指为灰阶图。图 B 彩色图像上显示的彩色图，黄色箭头所指。

4. 时间分辨率

时间分辨率是指获取超声图像时间间隔的长短，即帧数、帧频，用每秒成像的帧数来表示。帧频 F 与扫描的线数 N，深度 R 及声速的关系如下：$N \cdot R \cdot F \leqslant C/2$。理论上讲，帧数可达 $C/2N \cdot R$，要对生理现象实时观察，要求成像的速度快于生理变化速度，但有极限值的限制。彩色多普勒的成像速度低于二维的成像速度（见图 3-1-18、图 3-1-19）。

115

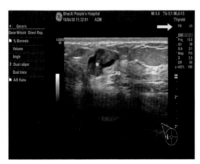
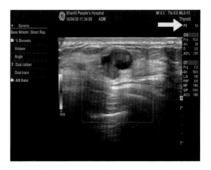

图 3-1-18 一例右乳导管内乳头状瘤的二维图像，右上角黄色箭头指示帧频为 45 次/秒。

图 3-1-19 与 3-1-18 为同一部位的彩色多普勒图像，在其他条件（如深度等）不变的情况下帧频降低到 18 帧/秒。

5. 空间分辨率

空间分辨率是指超声波能将空间方位上两种不同的组织分辨出来的能力，用图像上能把声阻抗不同的两点区分开来的最小距离来表示，是衡量仪器好坏的重要指标。空间分辨率又分为纵向分辨率、侧向分辨率、横向分辨率。

（1）纵向分辨率：又称深度分辨率，轴向分辨率，是指超声波能辨别声束轴线上两个声阻抗不同组织的能力，以平行于声束轴线上两点的最小距离来表示。纵向分辨率只与频率有关，频率越高分辨率越高，理想的纵向分辨率的极限为半个波长，与距离无关，在声束轴线的任何位置其纵向分辨率相同。

（2）侧向分辨率：又称为水平分辨率、方位分辨率，是指超声波能区分垂直于超声波的声束方向，平行于声束的扫查方向平面上声阻抗不同的组织的能力，与声束的宽窄、晶体的形状、发射的频率、目标距探头的距离和聚焦技术有关。

（3）横向分辨率：是指超声波能区分垂直于声束轴线平面，垂直于声束的扫查方向即探头的厚度方向上声阻抗不同的组织的能力。超声探头的声束具有一定的厚度，超声图像是一个较厚的断层信息的叠加图像，厚度越薄，则横向分辨率越高，横向分辨率与晶体的形状、探头发射频率、目标在声场中的位置及聚焦技术有关。

图像先关知识点 2：超声波在人体软组织中的实际分辨率范围是多少？

超声波在人体组织中传播时分布是很复杂的，因为人体组织的特性很复杂，不同组织声速不同，波长不同，那么在不同的组织中分辨率不同，而且由于声速不同，声阻抗不同，可产生折射，所以声场分布为非线性分布，使超声在人体内的实际分辨率比理想的分辨率差很多。组织结构越复杂，声场分布越复杂，分辨率越差，超声在囊性脏器中的分辨率高于在实性脏器中的分辨率，如超声能够分辨胆囊内非常小，甚至 1mm 的息肉，但很难分辨 2mm 的肝脏肿瘤，所以超声波在人体组织中的分辨率受到很多因素的影响，很难准确测量，理想的纵向分辨率是半个波长，横向和侧向分辨率较纵向分辨率差，通常在 2~3 个波长。

四、探头的聚焦技术简介

1. 聚焦

聚焦是利用机械或电子技术使得超声能量相对集中的方法，声能最集中的位置称为焦点，此点声强最大，声源到焦点的距离为焦距。

2. 超声波聚焦的方法

超声波的聚焦方法可分为电子聚焦和机械聚焦两大类：

```
                     声透镜聚焦
        ┌ 机械聚焦 ┤ 声透镜聚焦、声反射聚焦、
        │          │ 声反射聚焦
        │          │ 曲面发射直接聚焦
        │          └ 可变孔径聚焦
        └ 电子聚焦——动态聚焦、实时动态聚焦等
```

其中曲面发射直接聚焦为几何聚焦，可变孔径聚焦为现今最常用的机械聚焦技术。

3. 声透镜聚焦

在晶体前面放置一个声学透镜，利用声透镜的声速和人体软组织的声速不同而发生折射，产生聚焦效果。可用于单晶片探头也可以用于多晶片探头。有凹透镜聚焦和凸透镜聚焦两种（见图 3-1-20）。

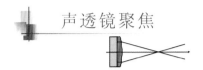

前置一声速小于人体组织声速的凸透镜

前置一声速大于人体组织声速的凹透镜

图 3-1-20 声透镜聚焦示意图。

凹透镜聚焦是在晶体前面放置一个采凹透镜，利用其声速大于人体组织的声速，从而折射角小于入射角，声束集中，产生聚焦效果。

凸透镜聚焦则是在晶体前面放置一个声速小于人体组织声速的凸透镜，因折射角大于入射角，声束集中，产生聚焦效果。声透镜聚焦的缺点是单点聚焦，焦点固定。

4. 声反射聚焦

晶片发射的超声束经过反射镜反射到抛物面上，由抛物面反射产生聚焦效果的方法（见图 3-1-21）。

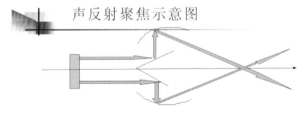

图 3-1-21 声反射聚焦示意图。

该聚焦方法的缺点也是单点聚焦，焦点固定。

4. 曲面发射直接聚焦

曲面发射聚焦是直接把晶体制成凹面形状，使晶体发射的超声声能集中而聚焦。多数探头在短轴方向上晶片数目少无法实现电子聚焦，所以多采用是曲面发射直接聚焦技术，提高超声的横向分辨率（厚度分辨率）。该聚焦方法的缺点也是单点聚焦，焦点固定（见图 3-1-22）。

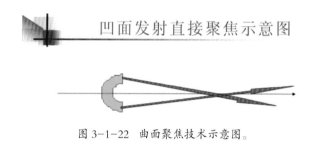

图 3-1-22　曲面聚焦技术示意图。

6. 可变孔径聚焦

可变孔径聚焦又称实时动态孔径成像技术。为了改善近场的分辨率，用一组晶片发射超声，但接收时采用不同的晶片数目（孔径）接收不同深度上的回波，一般原则是：近距离用小孔径，远距离用大孔径，只能在声波的接收过程中实现，常常与接收动态聚焦配合使用，从近区到远区孔径常以二倍于阵元为台阶自动递增（见图 3-1-23）。

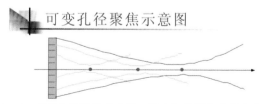

图 3-1-23　可变孔径聚焦示意图，图中红色圆点为焦点中心区。

图像相关知识点1：多晶片超声探头中如何实现可变孔径聚焦？

在多晶片探头中，当选择焦点在浅部时，如果形成声束的晶片数目较多（孔径大）时，聚焦难于实现，因该处的晶片阵元数较多，所需的延迟时间过大，无法实现聚焦，近区的声束直径近似孔径的尺寸，因此通过减少孔径可以改善图像浅部的分辨率；另一方面，在深部聚焦声束的宽度与孔径成反比，为了使声束直径尽可能和近场一致，从中部到深部，即从中场到远场逐渐增大孔径。

7. 电子聚焦

电子聚焦是超声波聚焦技术中重要的一种，主要提高侧向分辨率，用于多晶片阵列中，通过延迟发射中心部位晶片的超声，构成与凹面晶体相同的波面，从而使声能集中。用激励脉冲实现等时间延迟激发晶片，形成圆形阵面而聚焦。

图像相关知识点2：超声波实现电子聚焦所需要的条件有哪些？

（1）焦点距离各个振源的距离不等；

（2）声波在软组织中的传播速度相等；

（3）各振子的子波必须同时到达焦点。

要符合以上条件，发射超声时必须有先后之分。先发射周边晶片的声波，逐渐等时间延迟发射中心部位晶片的声波（见图3-1-24）。

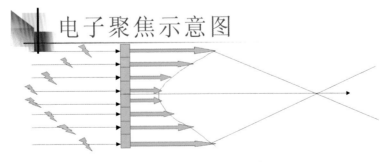

图 3-1-24 电子聚焦的示意图。

电子聚焦的特点：单点聚焦，焦点位置可变。

8. 动态聚焦

声透镜聚焦、声反射聚焦、曲面发射直接聚焦等机械聚焦的方法为单点聚焦，焦点固定，电子聚焦方法虽然焦点位置可变但也是单点聚焦，在聚焦区两侧声束很快扩散，分辨率就减低，为了克服这一缺点，现超声诊断仪采用动态聚焦。

动态聚焦是以电子聚焦为基础，首先在近距离聚焦，这时摄取的图像只是在近场区清晰，中远场模糊，将近区的图像存入存储器中，依次将焦点移到中场和远场，再摄取两张图像，这样分段摄取的图像重合在一起显像，但帧数只有电子聚焦的1/3。这种动态聚焦无论是发射还是接收都在变焦点，从近场到远场声束窄，图像质量好，但同一时间内的成像速度下降，图像出现不连续、不实时动态的现象。

9. 实时动态聚焦

实时动态聚焦技术是为了克服动态聚焦中图像不连续、不实时动态的现象，发射时采用一个焦点，接收时一面接受回波，一面根据深度逐步将焦点移向深部，实现分段接收。成像速度比动态聚集提高了一倍，出现了既图像质量高，又实时动态的效果。

10. 动态频率扫描

探头同时发射许多频率的声波，超声反射自人体组织返回探头时，接收器通过可变带通滤波器来从多频率的反射波中选择性地自动在近场区选择高频率超声接收，远场区选择低频回波接收，这就是动态频率扫描（dominant frequency scan，DFS）。该方法成像速度快，图像质量高，探头所标示的频率为发射频率中强度最大的频率（中心频率），这种发射与单一频率发射由于电能分散给许多频带，则发射每一个频率的能量下降，为了解决这个问题，用多层探头，

121

在晶体和人体中加多层匹配层，使晶体的能量更有效地进入人体，这样使信噪比得到提高。

11. 动态变迹

主波声束的宽度、旁瓣级的大小及能获得的信号范围是影响图像质量的三个最重要因素。电子扫描仪器中旁瓣的干扰尤其值得重视。旁瓣与换能器的大小、相邻阵元的间隔、阵元宽度和高度都相关，此外与电子延迟的非连续性产生误差，以及声波在人体中传播产生折射而出现的相位差，这些因素可产生旁瓣，动态变迹目的是抑制旁瓣的影响。动态变迹分为：幅度变迹、孔径变迹、动态变迹。

（1）幅度变迹：在接收声波的过程中，对中心阵元信号赋予较大的权系数，向两边权系数减小，各阵元输出的信号加权求和，可抑制旁瓣和栅办的影响。

（2）孔径变迹：与接收过程中的可变孔径不同，孔径技术是指在发射和接收过程中分用不同的孔径，在保持发射和接收主波声束方向一致的条件下，使发射和接收旁瓣峰值方向相互错开，由此抑制旁瓣。

（3）动态变迹：当换能器结构、参数不变时，接收过程可根据回波到换能器时间的先后顺序，同步地进行接收。

图像相关知识点 3：目前超声探头最常用的聚焦方法有哪些？

现代超声仪器探头不是采用单一聚焦技术，而是采用多种聚焦技术组合在一起而达到更好的空间分辨率，如电子线阵探头可以在探头的短轴上采用凹面发射直接聚焦，是一种机械聚焦，而在探头的长轴上利用多个晶片进行实时动态聚焦，这种在探头的长轴和短轴方向上都采用聚焦技术的方式称为二维聚焦，二维聚焦后声束更窄，分辨率更好。此外探头利用可变孔径聚焦技术实现近场聚焦，通过多种聚焦技术联合使用，极大地提高了超声仪器的空间分辨率。

图像相关知识点 4：超声检查中如何正确使用聚焦技术？

超声仪器均采用聚焦技术来提高图像质量，焦点的位置和数目可根据具体情况进行调节，操作者应根据检查部位或病灶的位置、大小不断对焦点进行调节，以达到更好的图像质量。由于焦点位置的声束细窄，显示的图像更接近实际目标的特质，在非聚焦区图像则由于声束宽，声束内包含较多的组织回波的信息，叠加显示更明显，所以图像更模糊（见图 3-1-25A、B），更容易有伪像出现。

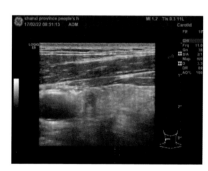 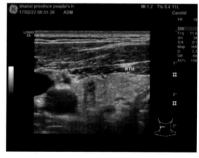

A　　　　　　　　　　　　　　B

图 3-1-25　超声二维图像在聚焦区和非聚焦区的图像比较。

A 图显示甲状腺结节在非聚焦区（图像右侧箭头所指为聚焦区），所以图像模糊。

B 图显示甲状腺同一个结节位于聚焦区（图像右侧箭头所指为聚焦区），图像清晰。

第二节　主机

主机主要包括基本电路和显示器

一、基本电路

临床应用的大多数为脉冲回声式诊断仪器，其基本电路见图 3-2-1。

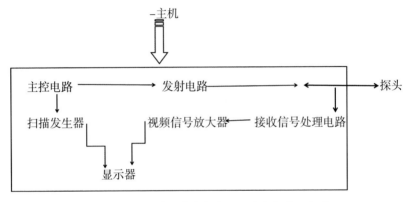

图 3-2-1　脉冲回声式超声仪器基本电路示意图。

1. 主控电路

又称同步触发信号发生器，它周期性地产生同步触发脉冲信号，分别触发发射电路和扫描电路中的时基扫描电滤，超声的脉冲重复频率由它来控制。

2. 发射电路

受同步信号的触发，发射电路产生高压电脉冲，激励换能器振动发射超声。

3. 高频信号放大电路

将回波信号转化成高频电信号，高频信号放大。

4. 视频信号放大器

放大的回声信号被检波器检出的视频包络信号，经过视频信号放大器的放大处理（对数处理、微分处理），加在显示器上。

> Y 轴偏转板上产生轨迹的垂直偏移（A 型）
>
> 阴极进行亮度调制（M、B 型）

5. 扫描发生器

扫描发生器产生的扫描电压，加至显示器的偏转系统上，使电子束按照一定的规律扫描，在显示器上显示轨迹或图像，以上的后两者称为显示电路。

二、显示器

超声自人体组织反射的回声信号是由显示器来显示的，不同类型超声显示器的内部结构不同。显示器有示波管和显像管两种。它的基本工作原理是：由电场（示波管）或磁场（显像管）把阴极发射的聚焦电子束按照某种关系控制其运动方向，依次轰击荧光屏上不同部位的荧光粉使之发光，形成图像。

1. 示波管

示波管是静电式阴极射线管，由真空管、电子枪、偏转系统和荧光屏组成。

2. 显像管

显像管为磁偏转阴极射线管，由电子枪、偏转系统和荧光屏组成。它应用最广，但存在不可克服的缺点，如：厚度尺寸大、笨重，不能制成平板型；要施加高电压，是小型化、安全性的障碍；地址精度不够，用模糊地址束扫描，难以解决线性扫描和高保真；广角磁偏转功率消耗大。

3. 彩色显像管

125

彩色显像管有三枪三束彩色显像管，单枪三束显像管。由红色、蓝色、绿色三束电子束轰击荧光屏产生各种色彩，以后一种多用。

4. 存储管

存储管是用来存储和重现输入电信号的电子束元件。反映图像质量好坏的三个要素为像素、灰阶和线性结构。

图像相关知识点1：对显像管显示器的参数和要求有哪些?

（1）像素：是构成图像的基本单元，指荧光屏上的发光点。显示屏幕上的图像是由亮度不同的像素组成。

（2）亮度和对比度：亮度是指垂直于光束传播方向上单位面积的发光强度。一般为70个荧光$/m^2$，对比度是指画面上最大亮度和最小亮度的比。

（3）灰阶：即灰度，是明暗度的等级，是图像上从黑到白的层次等级。

（4）动态范围：是指最小能量级和最大能量级之比。

（5）分辨率：是图像清晰度的标志，对电子元件来说用单位面积上的扫描线数来表示，线数越多，光点越小，分辨率越高，一般显像管的光点直径约在0.5~0.8nm之间。如果显像管的垂直方向的扫描线数为625条，水平分辨率4/3×625个像素，显像管显示的图像的高与宽之比为3∶4，因而整个画面有52万个像素。

（6）其他性能指标：余辉时间、存储时间、响应时间、显示面积等。选择时要根据仪器的特点和要求来选择显示器。

图像相关知识点2：什么是液晶显示器的电光效应?

目前许多仪器采用液晶显示器，液晶显示器利用液晶材料的电光效应来显示图像（见图3-2-2 A、B）。液晶材料为有机化合物，分子结构具有细长形状，它可以因外界的微弱磁场、电场和极微弱的热的刺激而改变其排列方向，或使分子运动紊乱，利用液晶材料的这种特性很容易改变它的光学特性，如在外界电场的作用下，由于它的折射率各相异性，使旋光性、光散射等特性发生变化，这种用电对光进行调制的效应为电光效应。

电光效应有动态散射效应、扭曲向列效应（TN 效应）、电控折射效应、相变效应等。液晶显示器的优点：体积小，重量轻；省电；安全；地址精度高。

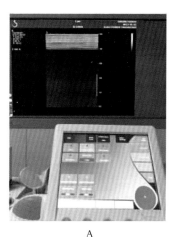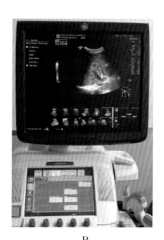

A   B

图 3-2-2　超声仪器的液晶显示器。

三、记录器

超声仪器的记录器是现代超声诊断仪的辅助设备，是将超声图像资料记录和保存下来的设备，种类很多，有早期使用的热敏打印机、录像机，也有现代化的影像数据采集系统和影像工作站等,可根据不同的要求来选择配置和使用。

第三节　仪器的使用与保养

超声诊断仪器是精密的电子仪器，在面板上有许多的按钮和键，在使用前要详细阅读说明书，做到正确使用，充分发挥仪器应有的性能。

一、仪器安装环境条件要求

（1）仪器安放在远离大的电器设备，避免电磁干扰，光线宜暗，清洁无灰尘。

（2）温度：最适宜的温度 20~25℃。10~40℃范围内均可，但温度过高或过低容易影响电子元件的性能。

（3）湿度：干燥的环境，相对湿度为 30%~90%，湿度过高容易引起短路等故障。

（4）电压要求：220V±10%，应配备稳压器，要有地线。

二、仪器的使用、调节和保养

（1）常规检查稳压器、电源、地线、温度等是否符合要求。

（2）开关机顺序：接通电源——开启稳压器——电压稳定到220V 后——开启超声仪——当日检查完后先关机——再关稳压器——关电源。

（3）B 型、M 型调节：

选择探头——涂适量偶合剂——调节深度——调节亮度——对比度——调节增益、TGC（时间增益补偿或深度增益补偿）——进行焦点数目和聚焦位置调节——探头频率调节和转换——测量等选择和调节——检查完一次要停帧（冻结）。

（4）脉冲多普勒和彩超的调节：PRF 调节选择——超声声束和血流夹角的调节——滤波——速度标尺调节——零位基线调节——

取样框和取样容积——彩色及黑白增益调节——患者配合克服伪像——脉冲多普勒血流测量时角度的纠正等。

（5）定期清洗滤尘网或检查微型电风扇工作是否正常。

（6）注意探头使用和保养。

三、探头的使用和保护

探头是超声诊断仪器的重要部件，发生和接收超声的装置，它的好坏直接影响着图像的质量，使用注意事项如下：使用前必须先详细阅读说明书。

1. 使用中要不碰不摔，不要磨损探头，用质量好的纸巾；

2. 探头的拆装要在关机的状态下进行；

3. 不要使用有机溶剂擦洗探头；

4. 检查完一次后应及时冻结；

5. 有的非水密式探头不能浸入水中；

6. 避免高温消毒，水密式探头消毒时可使用 1：1000 的新洁尔灭，0.5%的洗必泰，2%戊二醛和75%的酒精浸泡消毒；也可用气体消毒法，如甲醛和高锰酸钾混合产生次氧乙酸和甲醛气体在熏箱内熏蒸45分钟；此外也可用包裹隔离法使用探头。

7. 使用探头时注意声透镜磨损、裂痕等现象。

四、耦合剂的作用

超声耦合剂是常规超声检查中不可或缺的液体。其主要的作用：

1. 排除探头和人体皮肤等组织间的空气，避免超声在气体表面发生强力反射而无法进入人体。

2. 起阻抗匹配作用，使探头发射的超声声能尽可能全部完全进入人体内。

第四章　二维及多普勒超声常见伪像的识别

俗话说"眼见为实"，但在超声图像中无论是二维超声还是多普勒超声显像中伪像是无处不在的，超声医生在实际操作时要具有去伪存真的能力，认识伪像，并尽可能消除伪像，把真正的组织或病变的真相呈现在屏幕上，得到客观、准确的超声诊断结论。

第一节　二维超声（B 型）图像的常见伪像

概述：二维超声（B 型）超声图像是各种超声成像的基础，但图中会出现各种各样的伪像，影响到图像的分析和诊断的准确性，所以超声医生应该认识这些伪像并熟练掌握克服和消除这些伪像的方法是学习超声基础知识的目的之一。

图像相关知识点：什么是超声伪像？常见的二维超声伪像有哪些？

伪像是指超声在发射、传播、接收、处理信号中由于仪器、人体、二者的相互作用等各种不同原因产生的目标信号以外的信号图像。易与真正的目标信号图像混淆，所以图像分析时要注意去伪存真。超声的伪像多种多样，根据分类方法的不同类型也有所不同。

（1）根据伪像产生的原因分为：反射伪像（多重反射、镜面反射、旁瓣伪像、反射声影）、折射伪像（棱镜效应、折射声影）、容积效应、声速失真等。

（2）根据超声图像表现的特点分：混响效应、振铃效应、彗星尾征、重复伪像、镜面伪像、声影、后方回声增强效应等。

一、多重反射

超声图像的多重反射是最常见的伪像，是一种混响（reverberation）伪像。

1. 多重反射伪像的形成机理

超声垂直入射到声阻抗相差很大的平整界面上时会形成声波在探头和界面之间来回多次的往返，声像图上在真性界面的后方出现多条状、等距离、回声递减的假性界面回声，称多重反射（见图4-1-1）。常常发生于近场区，探头与腹壁结构之间，如膀胱内前壁的后方的多重反射；胆囊底部的多重反射，大血管壁后方的多重反射（见图4-1-2A、B、C）等。

131

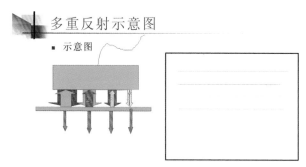

图4-1-1　多重反射示意图。

图4-1-1多重反射示意图：以探头发出的一束声波为例来逐渐向左侧展开这一束声波在传播过程中形成的多重反射伪像。图中右侧蓝色长方形代表探头，探头开始发射声波（用粗的红色箭头表

示）到达与人体界面上（如皮肤等腹壁平整的结构，用细长的绿色长方形表示），由于该交界面两侧介质的声阻抗差较大，声波在该界面发生反射（用粗的绿色箭头表示），该回波被探头接收一部分形成示意图左侧图像上的上方第一条反射线（绿色）图像，是真像，当前述的第一束反射回探头表面的声波部分被探头接收的同时，由于探头表面的也存在声阻抗差，必然有一部分声波从探头表面向人体方向返回形成类似从探头发射的第二次声波（用2标记处的绿色向下箭头表示），这个声波以同样的方法到达人体表面后部分通过折射或透射进入人体，部分则再次返回探头表面，有部分被探头接收形成图像（中紫红色的线条）为假象，部分在探头又折返回人体，相当于向人体又一次发射声波，以此类推，在图像上形成第三次反射、第四次的反射假象（黄色和蓝色线条），甚至更多的假象。

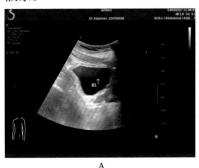

A

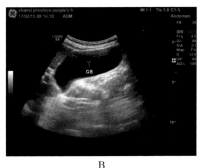

B

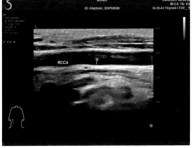

C

图 4-1-2A 膀胱前壁后方的多重反射伪像，B胆囊底部的多重反射伪像。C颈总动脉血管前壁后方的多重反射。

图中箭头所指的是多重反射（混响效应）。

图像相关知识点 1：超声图像中多重反射伪像形成有哪些条件？

主要有三个：

（1）声束垂直入射到界面；

（2）平整的大界面（长度远远大于波长）；

（3）声阻抗差大的界面。

只要符合上述三个条件就可出现多重反射。多重反射不仅可以发生在正常组织也可以发生在组织器官病变中，如囊肿的前壁后方（见图 4-1-3）等。

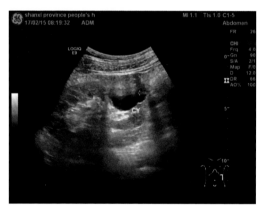

图 4-1-3 左肾囊肿（CY）的多重反射伪像（箭头所指）。

图像相关知识点 2：多重反射的多条状、等距离、回声递减的特点及机理？

（1）多条状：由于探头（及耦合剂）和皮肤等腹壁结构间的声阻抗差比较大，所以反射比较强，强反射会多次在探头和界面间往返，往返一次则形成一个界面回声，所以呈现多条状特点。

（2）等距离：由于探头和皮肤等平整的界面反射间距离相对恒定，所以声波在界面和探头间来回多次往返所需要的时间相同，在图像上表现出图像上最浅层的真性界面回声和后方多次反射后形成的假性界面回声呈等距离的特点。

（3）回声递减：在发射多重反射的界面间由于每次返回的声波能量均较前一次的声能有减少，所以反射的强度逐渐减低，形成亮度递减的特点。

图像相关知识点3：超声伪像中内部多次反射常见的部位？

多重反射也可以发生于界面和界面之间，为内部多重反射（internal reverberation），根据图像特征又称振铃伪像（ring-down artifact，见图4-1-4），如节育环后方的彗尾征，导尿管后方的彗尾征，胆囊壁胆固醇结晶的彗星尾征（见图4-1-5、图4-1-6）等。

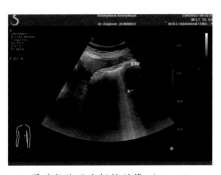

图4-1-4 胃的气体后方振铃伪像（ring-down artifact）。

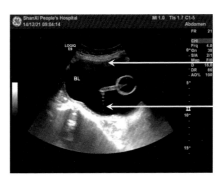

膀胱前壁、腹壁结构和探头间的多重反射伪像

膀胱内导尿管的头端内部的多重反射伪像

图4-1-5 膀胱内显示的前壁后方的混响伪像和导尿管头端壁之间的内部多重反射，黄色箭头所指。

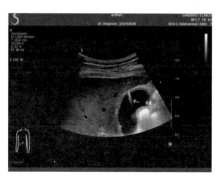

图 4-1-6 胆囊壁胆固醇结晶后方的彗星尾征,
图中箭头所指为彗尾征, GB 为胆囊。

只要超声检查开始, 二维图像上的各种多重反射不可避免会出现, 需要和真正的图像相鉴别, 有的多重反射可以克服, 有的可以减少。

2. 识别和减少多重反射的方法技巧

（1）操作者在操作过程中改变探头扫查方向, 使声束不垂直于检查的界面, 可减少和消除多重反射, 如将图 4-1-3 中肾囊肿内多重反射通过手法侧动扫查声束, 减少垂直入射可消除该伪像（见图4-1-7）。

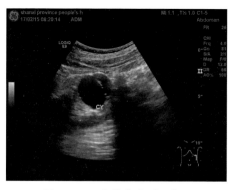

图 4-1-7 左肾囊肿（CY）。

（2）操作者在操作过程中通过探头加压，缩短了探头和平整的大界面之间的距离，就可以减少真性界面后方的假性界面间的距离，使多重反射伪像所占据的前后范围减少，相当于减少了多重反射伪像。

（3）操作者在检查过程中通过降低图像的近场增益或 / 和总增益，使回声较弱的假性界面回声亮度减低，不足以在超声图像中显示出来。

（4）检查过程中通过呼吸运动、心脏搏动、体位改变等相对运动辨认多重反射伪像和真像，如深吸气时多重反射不动，腹腔内脏器可运动（见图 4-1-8），此方法不能消除，但可以做鉴别。

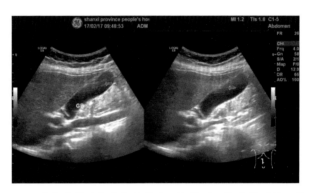

图 4-1-8　多重反射不随吸气而移动，胆囊可以随吸气下移，所以多重反射伪像部分移出胆囊内，可以帮助认识伪像。

二、部分容积效应

1. 部分容积效应形成的机理

部分容积效应即切片厚度伪像（slide artifact），因超声声束在探头的短轴方向上有一定的厚度，超声图像是一个较厚的断层信息的叠加图像，目标组织以外的其他组织与所需要显示的组织同时显示在二维超声平面图像上。

图像相关知识点：超声检查中常见的部分容积效应的部位有哪些？

部分容积效应常见于含液体的组织器官如膀胱、胆囊等脏器检查时，图像上出现膀胱、胆囊以外的组织显示在膀胱、胆囊内（见图4-1-9）；在囊肿的介入治疗中应注意部分容积效应，可将在囊外的穿刺针显示在囊内。

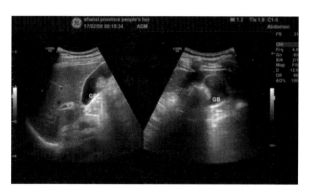

137

图4-1-9 胆囊内的容积效应。GB为胆囊，胆囊长轴切面显示胆囊腔内的高回声团，横切面时胆囊内的高回声团消失，可见胆囊外的十二指肠内有气体反射贴于胆囊壁，呈毗邻关系。采用两个互相垂直的面上观察和识别。

2. 识别和减少部分容积效应伪像的方法

（1）操作者可以嘱被检查者改变体位，利用相邻的组织器官可能发生相对移动，则原先显示在一个切面上的两个紧密相邻的组织可能移动后发生毗邻关系改变，使原来的伪像消失。

（2）操作者可以改变声束的扫查方向，利用十字交叉的互相垂直的两个切面证实是真像还是伪像，如真正的胆囊内结石无论是哪个切面均应该显示在胆囊腔内，而胆囊的容积效应则在相互垂直的切面上无法证实腔内的回声。

（3）操作者在操作时可以利用聚焦技术，使观察的目标区声束变窄，提高横向分辨率，也可以通过手法加压探头、放松探头或改变超声扫查的路径来把观察目标放置于聚焦区，利用此方法可消除此伪像。

三、旁瓣伪像

1. 旁瓣伪像产生的机理

探头发射的声波除了能量集中的主瓣能量以外，还存在能量相对集中的区域，称为旁瓣（见图4-1-10）。

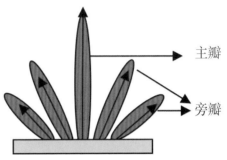

图 4-1-10 旁瓣声束示意图。

由旁瓣反射造成的伪像，称为旁瓣伪像，旁瓣伪像常常见于主瓣声束斜入射到界面，而旁瓣声束为垂直入射到界面，如胆囊颈部（见图4-1-11A），充盈膀胱后壁的旁瓣伪像，弧形强回声两侧的旁瓣伪像（又称狗耳征，见图4-1-11B）等。

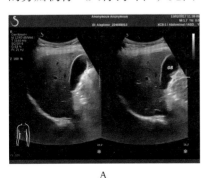

A

图 4-1-11 胆囊颈体部的旁瓣伪像，右图中黄色箭头所指为旁瓣伪像。

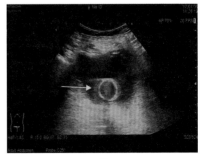

B

图 4-1-11 膀胱内导尿管水囊的旁瓣伪像。黄色箭头所指为旁瓣伪像。

图像相关知识点1：超声旁瓣产生的规律性?

（1）探头内的晶片越多，边缘越多，旁瓣就越多，

（2）探头内晶片体积越小产生旁瓣越多，

（3）探头内圆形晶片的旁瓣呈中心对称分布，

（4）探头内矩形晶片的旁瓣在长轴和短轴两侧对称分布（见图4-1-12）。

（5）超声旁瓣在人体组织中传播时的声速和主瓣的声速相同，传播时发生反射、折射、散射和衍射等传播特性相同，只是传播的方向不同（见图4-1-12）。

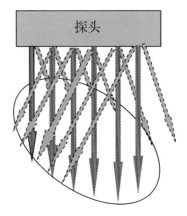

图4-1-12 旁瓣的声束示意图。图中红色箭头表示主瓣声束方向，绿色代表一组旁瓣，两侧对称分布。由于旁瓣声束垂直于椭圆体的壁，所以其强回声被主瓣接收，成像在等距离的主瓣声束的图像上，出现假性回声。

139

图像相关知识点2：超声图像中旁瓣伪像形成的条件有哪些?

超声波的旁瓣声束无处不在，但不一定所有的旁瓣均形成伪像，在超声图像中出现旁瓣伪像的条件有：

（1）反射界面与旁瓣声束垂直，此时主瓣声束一定是斜入射到同一界面上，由于垂直入射的声波反射最强，旁瓣声束所产生的旁瓣反射回波很强，被超声探头所接收，探头内的晶体不能分辨该反射是来自主瓣还是来自旁瓣声束，此界面的反射声能均显示在主瓣的图像上，而出现假像。

（2）操作过程中超声能量或动态范围调节过大时，使旁瓣微弱的反射回声增大，并被探头所接收，而成像在主瓣声束上，出现伪像。

四、镜面伪像

1. 镜面伪像形成的机理

超声图像上以某个界面为对称轴的两个对称图像,一个为实像是真像,另一个为虚像即假像(见图 4-1-13)。常见于右肋下斜切面时,在膈肌的两侧出现的对称图像,一个为表浅的实体的回声,另一个为横膈把超声反射到实体,再从实体反射回横膈,继续沿原路返回探头,需要的时间较实际的目标直接反射所要的时间长,探头内的晶片不能分辨该反射波在传播过程中发生了方向的改变,把该反射回波当做声波向前传播时遇到目标的回波,所以探头接收到时间落后于实像的回声在声束轴线上形成虚像。膈肌两侧的伪像可发生在右侧膈肌两侧,也可以发生在左侧膈肌的两侧(见图 4-1-14A、B 及图 4-1-15A、B)。

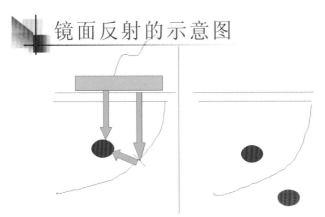

图 4-1-13 膈肌两侧的镜面反射示意图。

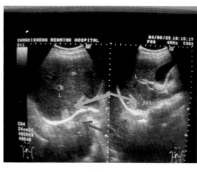
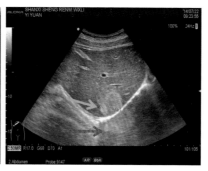

A   B

图 4-1-14 A 和 B 均为肝血管瘤的镜面伪像，在膈肌两侧形成对的高回声图。蓝色为目标的真象，红色为经过膈肌反射后回波被探头接收显示的假像。

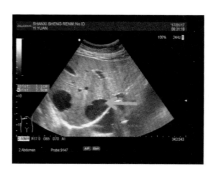
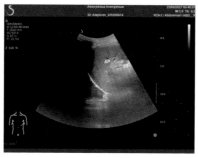

图 4-1-15 肝囊肿的镜面伪像，图中蓝色箭头为真像，红色箭头为假像。

2. 识别和克服镜面伪像的方法技巧

镜面反射只要声波斜入射到强回声弧形界面就可以形成，所以识别该伪像不难，克服该伪像的方法是通过改变扫查的方向或减低增益等方法减低该界面的反射回波就可以减少该伪像的发生。

五、棱镜伪像

1. 棱镜伪像形成的机理

又称棱镜效应，是一种折射伪像。常常发生在上腹部横切面上，当超声穿过脂肪组织，并以一定的角度入射到腹直肌中，由于

141

肌肉的声速比脂肪的快，超声穿过肌肉时要发生两次折射，产生棱镜效应，使其后方的组织重复成像，所以又称重复伪像（见图4-1-16）。

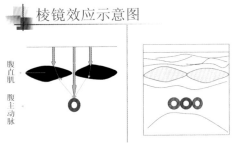

图4-1-16 棱镜效应示意图：蓝色圆圈为真正的目标，两侧红色的为假像。

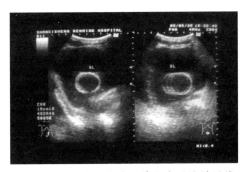

图4-1-17 膀胱内导尿管水囊的棱镜伪像，图中BL为膀胱。右图的导尿管水囊显示呈三个。左图通过倾斜声束克服了该伪像。

2. 克服和消除此伪像的方法技巧

克服此伪像的方法是改变声束方向避开可以产生此折射伪像的高低声速交界面，主要在腹直肌横切面上发生，所以利用纵切、斜切等方法避开腹直肌横切面的棱镜显像（见图4-1-17）。

六、回声失落

1. 回声失落的形成机理

超声成像中，声波在界面上反射时，其强度和入射的角度有关，当垂直入射到薄层的界面时产生垂直反射，反射最强，该界面可清晰显示，随着入射角度的增大，反射逐渐减弱，如果入射的声束和界面夹角为 0 时，无反射回波，称回声失落。常常见于囊壁的边缘（见图 4-1-18）。

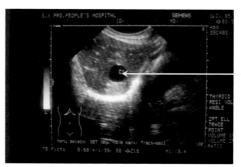

图 4-1-18　肝囊肿（CY）侧壁的回声失落。

2. 认识和克服此伪像的方法技巧

通过改变观察囊肿的角度，使声波从各个角度垂直入射到目标上，克服回声失落现象。多数情况下尤其位置深的腹部病变很难能全方位观察病灶，需要检查者认识该伪像。

七、衰减、声影

1. 概述

二维超声（B 型超声）图像上会出现一些现象，不是由于某组织自身没有回声，而是由于其前方有强反射体的存在，或前方组织的衰减系数高，或者由于其他原因的存在使该部位的组织没有声能达到，表现为无回声区，称为声影。

143

2. 分类

根据形成原因不同有衰减声影、反射声影和折射声影之分。

（1）衰减声影：高衰减组织如癌肿，由于其衰减系数大，声能在该组织内很快由于吸收等原因减低，使后方的组织无声能照射，出现低回声或无回声区为衰减声影，如乳腺癌肿块后方的衰减（见图 4-1-19）、肝脏局灶性病变后方衰减（见图 4-1-20）等。

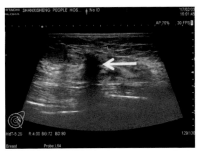

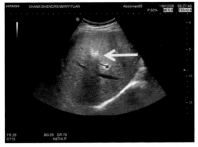

图 4-1-19　乳腺癌后方的衰减声影。黄色箭头为乳腺肿块，红色箭头为衰减。

图 4-1-20　肝脏局灶性病变后方的衰减，黄色箭头所指为衰减。

（2）强反射声影：超声在强反射体的表面发生反射，使声能不能到达后方的组织，在强回声后方出现的无回声区（见图4-1-21A、B）。

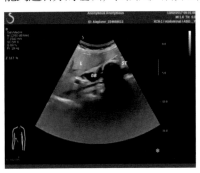

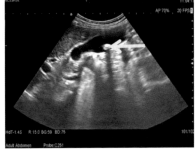

A

B

图 4-1-21　胆囊结石强回声后方的声影。A图中 ST 结石，GB 胆囊，L 肝脏，B 图中 箭头所指为胆囊结石。

图像相关知识点 1：结石的声影和气体的声影有何区别？

由于肠壁和气体的声阻抗差别大，超声波在二者的交界面上大部分声能发生反射，所以后方出现声能达不到的区域，产生声影，这种声影由于其前方是气体，所以形态位置可以在一定范围内发生变化，影响到后方声影的形状、范围，出现气体后方的声影为不稳定、不纯净的特点，而结石的声影则为稳定的、纯净的声影（见图4-1-22）。

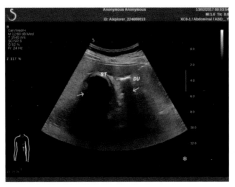

图 4-1-22　胆囊结石后方的声影（左箭头所指）
和十二指肠气体后方的声影（右侧箭头所指）的比较

（3）速差声影：声波从较低声速的组织进入较高声速的组织时或从高速组织进入低速组织，都产生折射，只有声波从较低声速的组织进入较高声速的组织时，折射角大于入射角，当声波的入射角加大到大于临界角时声波发生全反射，声波不能进入第二介质，使后方组织产生声能达不到的区域，称为速差声影（见图4-1-23），由于速差声影往往在肿块的边缘声波斜入射时发生，形成的声影也位于肿块的两侧，所以又称侧边声影（见图4-1-24）。

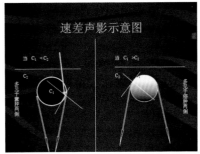

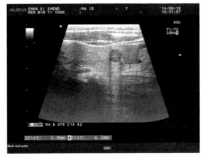

图 4-1-23 侧边声影的示意图，图中 C1 和 C2 代表声速不同的组织。

图 4-1-24 甲状腺实性结节的侧边声影。RTH 为右侧甲状腺。

图像相关知识点 2：超声图像中的侧边声影特点与病变的性质有何关系？

当组织或病变的声速高于周围组织时，如实性肿瘤，往往在肿物的前壁发射全反射，所以声影是外展的（见图 4-1-24A），当组织的声速低于周围组织的声速时，如囊肿，往往在囊肿的后壁上发射全反射，产生的声影是内收的，可以通过侧边声影的内收、外展特点对组织的声速进行大体推断，从而对病灶或组织的性质进行推断，但在凸阵探头中，由于探头内晶片的排列方式引起了声束的外展，在遇到囊肿时原有的在线阵图像中显示的内收声影表现不明显（见图 4-1-25B）。

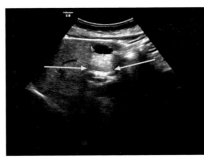

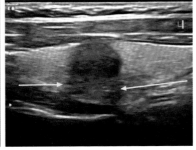

A

B

图 4-1-25 A 图甲状腺乳头状癌后方的声衰减，两条黑色线条之间的区域为衰减区。B 图为肝脏囊肿后方增强效应和侧边声影，黄色箭头暗带为侧边声影。A 图中在侧边声影中间的为衰减区，B 图在侧边声影间的为后方回声增强效应。

八、后方及后壁增强效应

1. 概述

二维超声（B 型超声）图像上往往在液性的低衰减等组织的后壁及后方出现声像增强的现象，即液性组织的后壁及后方组织比同层次的周围组织回声强，称为增强效应（见图 4-1-26 及图4-1-27）。

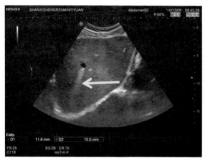 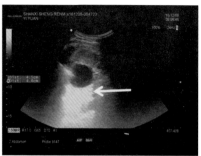

图 4-1-26 右肝囊肿后方及后壁的增强效应，箭头所指为囊肿后方的回声增强区。

图 4-1-27 左肝囊肿后方及后壁的增强效应，箭头所指为囊肿后方的回声增强区。

2. 形成的原因

（1）由于液性等组织的声衰减低于同层次的周围组织，而超声仪器采用了 TGC（时间增益补偿）。

（2）其二是由于声速的不同，造成声波的折射，在囊肿后方由于折射使声能汇聚造成了回声增强。

图像相关知识点：囊性组织或病灶后方一定伴有后方或后壁回声增强效应吗？

不一定，囊性组织或病变内如果含有同周围组织声衰减相近的成分时也可以不出现增强效应，并且囊性组织或含液性病变后方的回声增强效应是由于其对声波的吸收少、散射少，所以到达后方组织的声能多于周围同层次的组织，因声能高而出现高回声，而不是自身组织病变造成的高回声。此外产生后方回声增强效应的条件除了前方组织的低衰减外，后方组织还要有足够的散射体，如果后方是无声阻抗差的组织（如囊肿），则无法出现后方回声增强效应。

九、声速失真

1.声速失真的原因

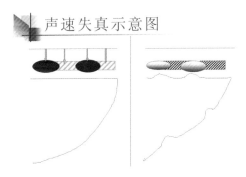

图 4-1-28　声速失真示意图。

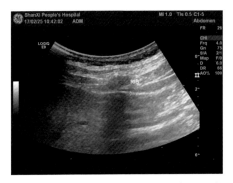

图 4-1-29　肋软骨后方的肝表面的声速失真伪像，箭头所指为肝表面突起的假象。RIB 为肋软骨。

超声在传播过程中由于声波经过不同的组织时，速度存在差异，所以超声穿过相同深度的组织所需要的时间不同，其后方的组织成像的早晚出现不同，使本来在同一深度层次上的组织成像的早晚有差别，称为声速失真（见图4-1-28）。声速失真常常可以使本来平整的脏器表面由于前方组织的声速不同，声波通过该层组织的时间长短不同，成像早晚不同出现了脏器表面不平整现象（见图4-1-29）。

2. 识别和克服声速失真的方法和技巧

（1）识别声速不同的组织，了解这些组织可能对其后方的组织成像早晚产生影响。

（2）通过呼吸或探头加压等方法认识和克服声速不同造成的伪像。

第二节　脉冲和彩色多普勒图像中常见的伪像

多普勒超声图像中伪像的分类：未统一，通常按图像显示特点进行分类。常见的多普勒伪像及原因：

一、彩色多普勒伪像的类型及原因

1. 有血流部位出现无多普勒信号或多普勒信号减少的伪像。

常见的原因有：

（1）增益过低（见图 4-2-1A）；

（2）声束与血流夹角过大（见图 4-2-2A）；

（3）速度标尺（Scale，或 PRF）高（见图 4-2-3A）；

（4）滤波设置过高（见图 4-2-4A）；

（5）衰减原因：各种原因造成的声能衰减过大，无法显示多普勒信号（见图 4-2-5A）。

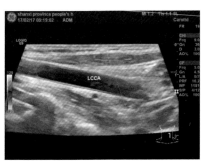
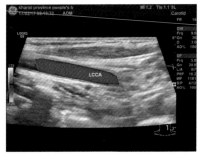

A　　　　　　　　　　　　　　　B

图 4-2-1　A 正常颈总动脉血流稀少，B 通过单纯调节增益键（从 5 提高到 20）时血流充盈好。

（6）其他：声束聚焦不当，探头频率选择不当，如测低速血流选择了低频探头。

图像相关知识点 1：如何克服彩色多普勒图像中有血流的血管内出现无多普勒信号或少多普勒信号显示伪像？

对于单一原因引起的往往调节一个键就可以克服这种伪像。

（1）由于彩色增益过低，使有血流的部位出现无血流或少血流的情况可通过增加增益来克服此伪像（如图 4-2-1B）。

（2）由于声束与血流方向夹角过大造成的该伪像，则可以通过改变声束的入射角度（采用 Steer 键或 Oblique 键等）来偏转声束的角度，也可以通过操作者的手法倾斜探头使声束和血流方向的夹角减少来克服此伪像（见图 4-2-2C、D）。

（3）由于 PRF（Scale 键）设置过高造成的该伪像，可以通过适当减低 PRF 使血管内原有的血流准确显示（见图 4-2-3B），但又不能调到太低，否则会引起其他伪像（如混叠伪像）的出现。

（4）由于彩色滤波过高造成的血管内彩色血流充盈差或不充盈的则可以通过适当减低滤波来克服此伪像（见图 4-2-4B）。

（5）由于彩色多普勒显像时采用的声波的频率过高，或采用高频率探头造成明显衰减，使得深层组织的血流无法正确显示（见图 4-2-5A），此时可通过改变彩色多普勒的频率或换低频率探头克服此伪像（见图 4-2-5B）。

（6）多普勒超声衰减伪像（color attenuation）：多普勒频移来自微弱的红细胞的背向散射，多普勒频率越高，它通过组织衰减也越多，所以往往表浅组织的血流易于显示，较深部位的血流显示困难甚至无法显示，从而产生浅部多血供，深部少血供或无血供的伪像（见图 4-2-6）。这种多普勒超声的衰减伪像不可能根本解决，但可以通过以下方法认识和克服：

①适当减低多普勒超声的探头频率，提高穿透力；

②适当调节聚焦位置；

③使用超声造影剂，使血流显像增强。

图像相关知识点2：超声检查中的多普勒检查的频率与二维超声检查中的频率一致吗？

高端彩色多普勒超声仪器中二维超声、彩色多普勒超声、脉冲多普勒超声的频率均可以独立调节，而且分别可多个频率调节，可调性大，一定要根据具体的情况综合调节使用，以获得良好的图像。

（7）多普勒超声图像中此伪像往往不是一种原因造成的，可能存在增益过低、滤波过高和声束角度不当等多种原因，对于多种原因造成的，则应该在准确分析其可能的原因的基础上，有序进行调节来克服伪像（见图4-2-7A、B、C、D）。

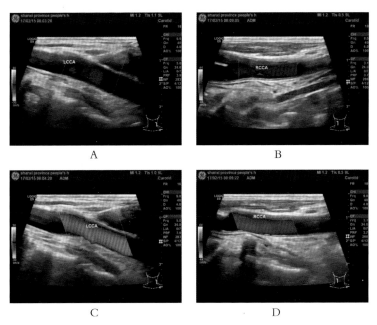

图4-2-2 A、B正常左侧颈总动脉彩色充盈差，两个图中声束和血流方向的夹角均≥90° 。LCCA为左侧颈总动脉，RCCA为右侧颈总动脉。

4-2-2 C、D通过单一调节彩色框的角度键（Steer）可使彩色血流充盈整个管腔。

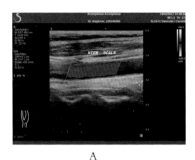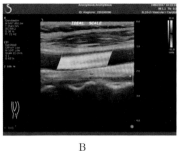

A B

图 4-2-3　A左侧颈总动脉彩色多普勒血流图。由于 Scale 键调节过高造成正常血管内少血流显示甚至无血流显示。

4-2-3　B同一颈总动脉彩色多普勒血流图。单纯调节 Scale（PRF）可提高彩色血流的充盈度。

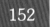

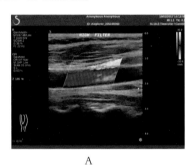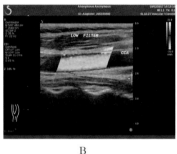

A B

图 4-2-4　A左侧颈总动脉彩色血流图。由于滤波过高，管腔内血流充盈差。

4-2-4　B同一颈总动脉彩色血流图。单纯减低了滤波可使管腔血流充盈良好。

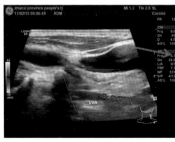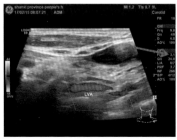

A B

图 4-2-5　A正常椎动脉血流显示差，彩色多普勒血流采用的频率为 6.3MHz（红色箭头所指）。LVA 为左侧椎动脉，4-2-5B 通过调节彩色多普勒的频率（降低到 3.1MHz）可使椎动脉的血流显示好。

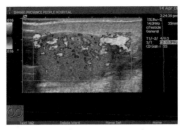

图 4-2-6 正常睾丸的彩色多普勒衰减伪像。

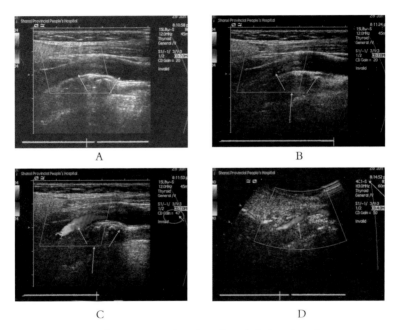

153

图 4-2-7 A 正常的颈内动脉起始部彩色图像中少血流信号。

图 4-2-7 B 首先减少彩色多普勒取样框与血流的夹角，彩色充盈状态略有改善。

图 4-2-7 C 第二步提高增益，彩色血管内彩色充盈状态进一步改善。图像右上角红色的圆圈中显示的增益值为 47（在 A 图中 CD gain 为 20）。

图 4-2-7 D 第三步通过减低探头频率（换低频探头）来使整个血管充盈良好。

因此该伪像可通过三步：改变声束角度——提高增益——改变探头频率来获得良好的彩色血流图像，达到正确显示血管内血流充盈状态的目的，提高超声诊断的准确性，减少误诊和漏诊。

2. 少血流部位出现多血流信号

此伪像多为彩色外溢伪像（color bleeding），由于各种原因引起彩色血流信号从血管腔内外溢的伪像，此外不少仪器彩色键具有彩色优先功能，以提高彩色血流的敏感性，可使灰阶（二维）超声不能显示的微小血管的血流显示，尽管它高度敏感，但其空间分辨率较差，使任何较小的动静脉血管在彩色多普勒上显示时都失真地变成了粗大的彩色血流，形成彩色"外溢"伪像。

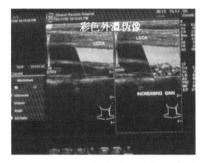

图 4-2-8　彩色外溢伪像，右图为高增益时出现的彩色外溢伪像，左图为减低增益后无彩色增益伪像图。

常见的原因：

（1）增益过高（见图 4-2-8、图 4-2-9A），通过减低增益可以克服此伪像（见图 4-2-8B）；

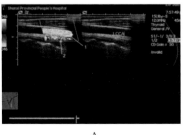

A

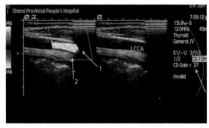

B

图 4-2-9　A 左颈总动脉彩色外溢伪像，B 通过减低增益（彩色总增益从 50 减低到 27 时）消除彩色外溢伪像。

154

（2）PRF 设置过低；通过适当提高 PRF 或 Scale 键可克服此伪像；

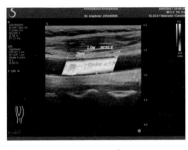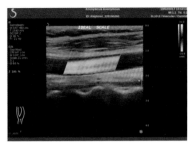

A B

图 4-2-10 A 颈动脉的彩色多普勒超声图。由于 Scale 键设置过低，周围出现彩色外溢，同时管腔内出现彩色混叠伪像。

图 4-2-10 B 同一颈动脉的彩色多普勒图。通过单纯提高 scale 设置，克服彩色外溢和混叠伪像。

（3）滤波设置过低（见图 4-2-11A），通过适当提高滤波可以克服此伪像（见图 4-2-11B）；

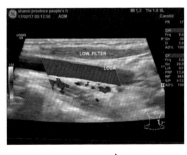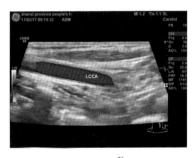

A B

图 4-2-11 A 左侧颈动脉的彩色血流图，可见由于滤波键过低，造成彩色外溢伪像，B 通过提高滤波键（滤波频率从 945Hz 提高到 1481Hz）时该伪像消失。

（4）彩色优先技术和造影剂使用。有的设备为了提高彩色多普勒超声的敏感性，采用了彩色优先技术，将多普勒信号放大，或通

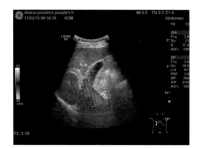

图 4-2-12 门静脉的彩色多普勒血流图。由于采用超声造影剂后门静脉彩色血流外溢。PV 为门脉。

过超声造影剂的使用增加血液中散射体的数量，提高了运动目标的散射强度，同时微泡也使周围的小的血管内原先微弱的散射信号得到增强，出现了彩色外溢现象（见图 4-2-12）。

图像相关知识点 3：少血流的部位出现多血流信号的伪像如何克服？

在本来少血流的部位出现多血流信号的原因可以是单一原因，也可以是多种原因造成，需要针对原因进行调节可克服此伪像：

（1）适当减低增益；

（2）正确设置 PRF 调节 Scale 键；

（3）适当提高滤波，进行仪器调节则可以认识和克服该伪像（见图 4-2-13A、B）。对于多种原因共同造成的，应该分析其可能的原因，逐步进行合理的图像调节，获得良好的图像质量（见图 4-2-14A、B）。

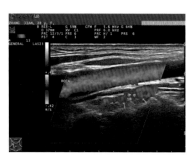
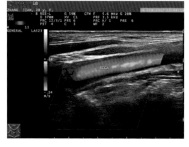

A   B

图 4-2-13 A 图显示颈动脉彩色血流的外溢，B 通过减低总增益就可以消除该伪像。图中 RCCA 为右侧颈总动脉。

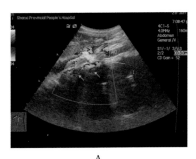
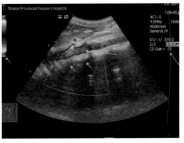

A   B

图 4-2-14 腹主动脉彩色多普勒图

A 图中有混叠伪像和彩色外溢伪像，B 图显示通过减低增益，提高 Scale 来克服上述伪像。

3. 无血流部位出现血流信号伪像

常见的原因：

（1）镜面伪像（mirror artifact）：彩色多普勒的镜面伪像比较常见，其产生的条件与二维声像图上产生镜面伪像的条件相同，即存在高反射性界面（见图 4-2-15A、B)。而在频谱多普勒基线的上方如果出现正向频谱，在基线的下方呈现其倒影图形，即在基线上下出现完全对称的图形，可能是由于声束较宽和其旁瓣同时接收反向散射信号而致。

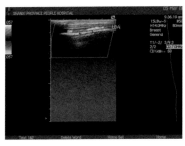
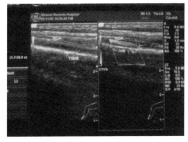

A   B

图 4-2-15 A、B 图均为足背动脉的镜面伪像，位于图像上方彩色色为真像，下方平行于上方的彩色另一条彩色带为伪像。

A 图中 LDA 为左侧足背动脉，B 图中 RDA 为右侧足背动脉，TIBS 为胫骨。

克服彩色镜面伪像的方法：

彩色多普勒的镜面伪像可以通过侧动探头来克服（见图4-2-16A、B）。

频谱多普勒的镜面伪像可以通过调节聚焦、侧动探头和克服旁瓣来辨认和克服。

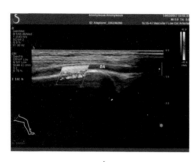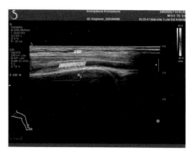

A   B

图4-2-16　A足背动脉的彩色多普勒镜面伪像，白色箭头所指为伪像区。B检查者只是改变了声束的角度由垂直于胫骨表面变为斜入射到胫骨表面，其后方的镜面伪像消失。其余条件不变。图中ANG表示倾斜声束后的图像。

（2）闪烁伪像（flash artifact）：由于心脏大血管强烈的搏动与呼吸运动可使得相邻的器官等图像产生杂乱的搏动性信号干扰，多数呈片状彩色（见图4-2-17A、B）。

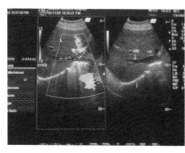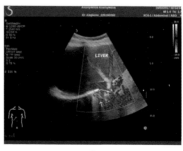

A   B

图4-2-17　A肝脏肋下斜切面彩色多普勒血流及二维灰阶图。由于心脏运动引起的闪烁伪像 图中L为肝脏，HV为肝静脉；B肝脏肋下斜切面彩色多普勒血流图。LIVER为肝脏，白色箭头所指为伪像区。

图像相关知识点 1：如何克服彩色闪烁伪像？

超声检查中克服此伪像较困难，可以通过以下方法来克服：

通过憋气等方法尽量减少脏器的运动。

采用组织谐波成像功能，由于谐波成像的频率特性超过了滤过机械运动产生的多普勒频移。

（3）组织震颤：由于发音震动动作造成人体组织的运动，这种运动可以产生多普勒频移，所以可被仪器所接收进行显像（见图4-2-18A、B），但这种彩色图像不是血流造成的频移，应该通过控制组织振动进行鉴别。

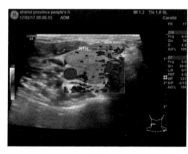
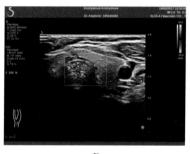

A   B

图 4-2-18　甲状腺横切面彩色多普勒图。A 图显示在发音震动造成的甲状腺区的彩色多普勒伪像；B 图显示在深呼吸时气体的运动产生的伪像。

（4）彩色多普勒快闪伪像（twinkling artifact）：多见于表面有结晶、不光滑的尿路结石、堆积的气泡，表现为强回声的表面和声影内出现彩色信号（见图4-2-19A、B），在临床实践中这种伪像对判断泌尿系统的结石有一定的帮助。

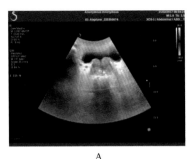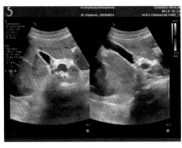

A   B

图 4-2-19　A 前列腺结石后方的快闪伪像；B 胆囊颈部胆固醇息肉后方的快闪伪像。

图像相关知识点 2：无血流的部位出现多普勒信号的本质是什么？

实际上无血流的部位出现多普勒信号不是血流，确切地说只是多普勒频移信号，可对超声诊断结果产生误导，特别是在强回声后方的声影内理论上讲是无血流信号的，出现彩色信号时为快闪伪像，所以应该准确认识这种伪像。

4. 有血流部位的血流方向和速度显示错误伪像。

常见的原因：

（1）混叠伪像（aliasing）：又称彩色镶嵌

与 PRF 有关，彩色多普勒超声采用的脉冲发射，可测量的血流受到脉冲重复频率的限制（Nyquist 频率极限），超过此极限，就会产生血流方向倒错表达，称混叠伪像。在彩色多普勒上表现为彩色镶嵌，有单次（见图 4-2-21）和多次伪像（见图 4-2-22），即来回多次折返，无法辨认方向和判断血流速度；常常容易和异常高速的湍流相混淆，需要鉴别。

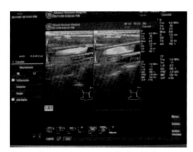 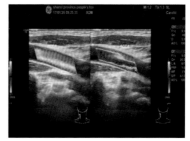

图 4-2-21 颈动脉彩色血流显像的单次混叠伪像混叠。　图 4-2-22 颈动脉彩色血流显像的多次混叠伪像。

图像相关知识点 1：如何克服彩色多普勒混叠伪像？

彩色多普勒混叠伪像可通过以下方法认识并克服此伪像：

①调节 PRF，这样可以提高所显示的最大流速。

②调节基线，实际是提高 PRF，以克服此伪像，此方法最多可使 PRF 提高 1 倍。

③选择适当的探头频率，如高频率探头适合测量乳腺等小脏器的低速血流，如果用它测量心脏的高速血流时容易出现混叠现象，所以检查心脏大血管时宜采用低频探头，如 2~2.5MHz。

④调节声束和血流方向的夹角：加大角度可减低频移，间接克服伪像。

（2）方向键应用：invert 或 reverse 键：通常在彩色多普勒显像时以朝向探头为红色，背向探头为蓝色，通过仪器的翻转键（invert 或 reverse 键）将朝向探头的多普勒信号编为蓝色，背向探头的多普勒信号编为红色，所以在分析彩色多普勒图像时一定要注意彩色灰阶图的注释（见图 4-2-23A、B）以便准确分析图像，尤其在椎动脉彩色血流显像时切记与真正锁骨下动脉狭窄造成的椎动脉窃血时出现的椎动脉反向血流相鉴别。

161

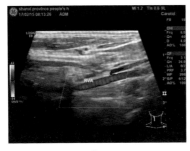 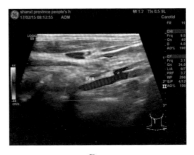

A   B

图 4-2-23 A 正常椎动脉频谱显示是红色，彩色灰阶图见 A 图像左侧箭头所指，B 表示将背向探头的血流编为红；4-2-23B 通过 invert 或 reverse 键背向探头的编为蓝色。

尽管两幅图中的椎动脉血流显示色彩不同，但本质上血流方向是一致的。

（3）血管自然走行造成的血管内色彩不均匀伪像。

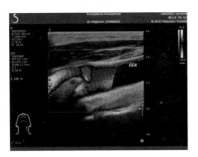

图 4-2-24 左侧颈动脉分叉弯曲的血管内同一血流方向的血流色彩不一致。

由于彩色多普勒可对血流的方向和速度进行显像，血液在平直的血管中和在走行弯曲的血管中流动时其血流的剖面不同，在弯曲的血管中流动时可造成彩色。图像上的色彩不均一、不连续，甚至相反色彩出现在同一管腔内的现象，影响到诊断的准确性，应了解发生该伪像的原因，并在诊断中认识并克服。

图像相关知识点 2：彩色取样框的大小对彩超图像的影响？

彩色多普勒超声图像中彩色取样区域的宽度会影响图像的时间分辨率，即帧频。取样宽度越大帧频越低，反之越高（见图 4-2-25A、B）。

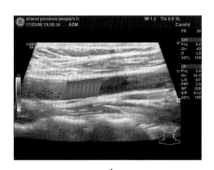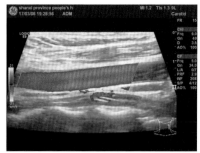

A　　　　　　　　　　　B

图 4-2-25　不同的彩色取样宽度对图像时间分辨率的影响。

二、脉冲多普勒频谱伪像与影响频谱质量的因素

脉冲频谱多普勒不同于彩色多普勒图像，主要用于血流动力学的评估和检测，所以应该了解影响频谱质量的因素，并熟悉克服频谱多普勒伪像的方法，获得良好的图像在定量分析中非常重要。

1. 混叠伪像

同彩色多普勒产生的条件一致，受尼奎斯特极限（PRF/2）的限制，当流速超过这一个极限时产生混叠伪像。

混叠伪像有单次混叠（见图 4-2-21）和多次混叠（见图 4-2-22）。单次混叠可以通过调节基线（Baseline）来克服（见图 4-2-23A、B）或调高 PRF 来克服，而多次混叠则需要通过调节 PRF（Scale）键（见图 4-2-24A、B），也可以联合使用基线调节来克服该伪像（见图 4-2-25A、B、C）。

163

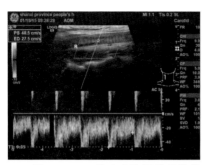

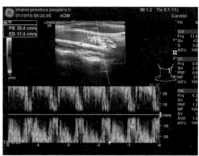

图 4-2-21 颈动脉的频谱多普勒
单次混叠伪像。

图 4-2-22 颈动脉频谱多普勒多
次混叠伪像。

164

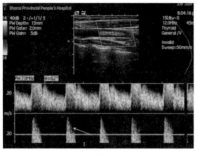

A

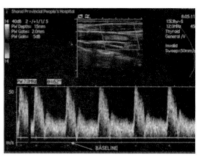

B

图 4-2-23 A 颈动脉的频谱多普勒单次混叠伪像；B 图通过移动基线克服
单次混叠伪像（相当于增加了 PRF）。

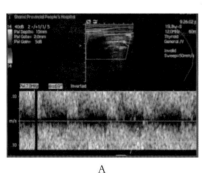

A

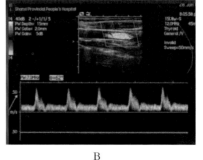

B

图 4-2-24 A 颈动脉的频谱多普勒多次混叠伪像；B 通过调节 PRF（图中
左下角箭头所指 Scale 增加）克服了多次混叠伪像。

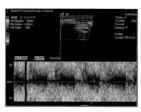
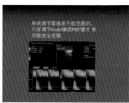
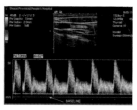

A   B   C

图 4-2-25 A 颈动脉的多次混叠；B 调节 PRF 后无法完全克服混叠伪像，只是从多次混叠变为单次混叠；C 调节基线可以进一步克服混叠伪像。

2. 有血流的血管内检测不到多普勒信号

（1）超声多普勒检查中超声束和血流的夹角过大，同彩色多普勒一样，由于声束和血流方向的夹角过大造成血管内血流检测不到；

（2）多普勒检测采用的探头频率过高（见图 4-2-26）；

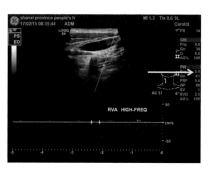
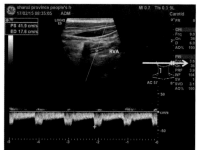

A   B

图 4-2-26 A 正常人的右侧椎动脉血流频谱显示差；B 通过减低多普勒检查的频率（从原来的 5.0MHz 降到 3.6MHz，黄色箭头所指)可获得同一部位良好的多普勒频谱。

（3）多普勒频谱滤波过高；

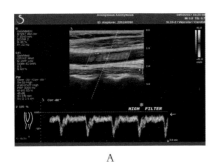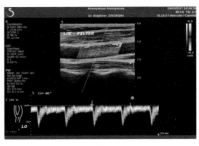

A   B

图 4-2-27 A　滤波设置过高造成频谱高回声带与基线距离增大；B 减低滤波可使频谱该回声带与基线距离缩小。

（4）多普勒频谱增益过低：多普勒频谱的增益与频谱的灰度有关，取样容积内某一血流速度的红细胞数目的多少决定了频谱某一刻特定血流速度值水平的频谱的亮度，多普勒频谱的增益过低使得红细胞数目较少的血流速度频谱的灰度无法显示。

3. 多普勒频谱的频带增宽

（1）取样容积放置的位置不同对频谱的频带有影响：如同样大小的取样容积 SV 放置于血管的中央时 SV 内血流速度一致性好，所以频带窄，频窗宽，而当取样容积位于血管的边缘时，由于 SV 内的红细胞血流速度范围大，所以频带宽、声窗小，甚至没有声窗（见图 4-2-28A、B）。

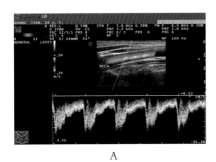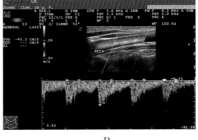

A   B

图 4-2-28　脉冲多普勒取样容积的位置对多普勒频谱的影响。A 图中取样容积放置于中心，B 取样容积放置于同一血管的边缘，前者显示的血流速度高，有频窗，后者则显示的最高流速低，无频窗。

（2）取样容积的大小对频谱的影响：当取样容积小而且位于血管中心时 SV 内的血流一致，所以频带窄，当取样容积大，SV 覆盖整个血管腔时整个血管内的红细胞血流速度存在梯度，血流速度范围大，所以频带宽（见图 4-2-29A、B)。所以在频谱分析时应该注意频带增宽不一定是涡流。

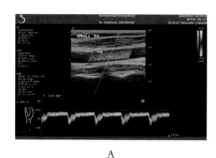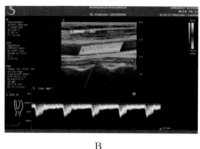

A B

图 4-2-29 A 图取样容积小时频谱的频窗明显，频带窄。B 图取样容积大时频谱的频窗模糊，频带宽，甚至频窗可以消失。

图像相关知识点 9：多普勒频谱显示幅度、比例不当时如何调节？

（1）频谱距离基线过远：该现象是由于滤波过高，把距离基线的血流信号滤掉了，造成基线附近的多普勒血流信号不显示，只显示距离基线远的较高流速的血流（见图 4-2-30A、B），通过调低滤波键可改善频谱显示。

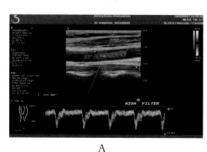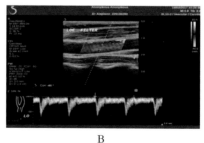

A B

图 4-2-30 多普勒滤波不同对频谱显示的影响。A 图中滤波高，频谱距离基线远，B 图将滤波减低则频谱显示贴近基线。

（2）频谱压缩造成频谱显示过低（见图 4-2-31A、B），适当减低 Scale 键，频谱显示的区域占到频谱显示屏幕的 1/2~2/3 以上，以不出现混叠频谱伪像为理想的频谱图。

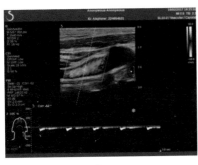
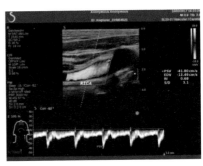

A B

图 4-2-31 频谱显示比例示意图：A 图频谱压缩，B 图同一部位的频谱显示比例正常。

4. 测量的血流参数不准确

多普勒血流参数是超声定量诊断疾病的重要依据，测量时应该尽量准确，但由于操作者的技术、仪器的灵敏度等多种因素影响了血流参数测量的准确性。

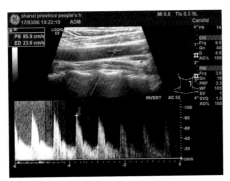

图 4-2-32 颈总动脉血流速度频谱图中速度参数的测量选择在频谱背景刚刚从有杂波变为无杂波背景时测量。图中 + 测量游标所指的合适的测量频谱。

主要原因及克服方法：

（1）频谱的灰度影响：在频谱上进行血流速度测量时频谱的灰度不能过高也不能过低，否则会过高或过低估计血流参数，通常以频谱的背景灰度上刚刚无杂波为宜（见图 4-2-32）。

（2）声束角度的影响：声束角度与血流的夹角不宜过大，否则测量误差大，不能真实反映血流速度，通常小于 60° 为宜（见图 4-2-33A、B)。

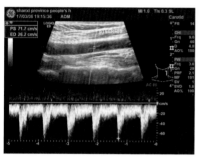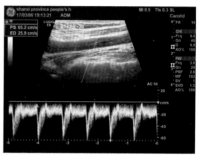

A	B

图 4-2-33 左侧颈总动脉的血流速度测量。A 图中的声束和血流的夹角为66°，B 图中的声束与血流夹角 54°。测量血流参数时右侧图像中的角度更适宜。

（3）取样容积位置和大小的影响：正如前面提到的取样容积的位置和大小是可以影响血流频谱的，测量血流参数时根据不同的目的选择不同的取样容积的大小和位置，如果需要获得最高流速，则通常取样容积宜放置于中央，取样容积的大小则以偏小（1~2mm）为宜，而如果需要测量平均流速时则宜采用大取样容积尽量包括整个血管腔来测量（见图 4-2-34、图 4-2-35)。

169

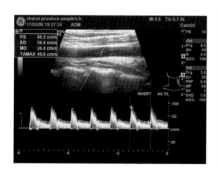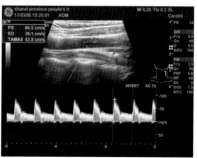

图 4-2-34 小取样容积置于血管中央。

4-2-35 大的取样容积置于血管腔内，几乎覆盖整个管腔。

图像相关知识点 1： 彩色多普勒超声报告的内容主要有哪些?

(1) 一般项目：姓名、性别、年龄、超声号、住院号等。

(2) 脏器和 / 或病灶位置、形态、轮廓及边界回声的描述，体积大小的测量值，对脏器内主要的血管的血流动力学进行描述，按照操作规范进行必要的血流动力学参数测量。

(3) 脏器和 / 或病灶的内部回声的信息提取有诊断价值的部分用超声的术语进行详细描述，包括光点的大小，粗细、多少，分布规律等，在二维超声基础上，对病变的血流动力学进行评估，测量主要的对诊断有价值的血流动力学参数，为诊断提供依据。

(4) 图片及绘图：对具有特征性的超声切面记录下来或用图绘制出来，加以说明，以便临床参考，同时也为以后复查进行对比提供参考。

(5) 超声结果提示：在图像分析的基础上结合症状、体征、实验室检查结果和其他影像学检查结果，作出提示性诊断。

超声提示可分为三级：

①初级诊断为描述性或解剖学形态学或单纯血流动力学提示诊断；

②中级诊断为大体物理学诊断或大体血流动力学异常推断；

③高级诊断为病理学提示诊断。

(6) 提出建议：有的需要进一步提出建议性要求，由于超声有其局限性，检查有时受到患者或仪器条件的限制，对有些疾病不能作出诊断，可提出一些参考的建议，供临床参考。

(7) 报告书写的日期，必要的还应注明检查的具体时间，检查医生的签名。

(8) 报告要字迹工整，无错字、漏字、涂抹等现象。报告的图像和文字布局要合理。

图像相关知识点 2：获得良好的二维及彩色超声图像的操作技巧？

超声检查中通过仪器的合理调节达到克服伪像、显示良好图像质量的目的，主要操作要点汇总如下：

（1）二维图像四个主要调节步骤：

由于二维超声图像是超声诊断疾病的重要依据，也是其他超声成像技术的基础，所以应该通过仪器调节来获得良好的二维图像，主要有选择探头频率、深度、增益、聚焦，其中聚焦技术对提高图像质量至关重要（见图 4-2-36）。

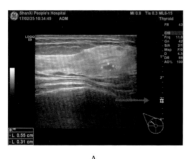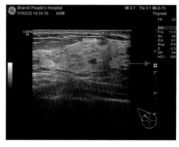

　　　　　　A　　　　　　　　　　　　B

图 4-2-36　右乳结节的二维超声图像，A 图中黄色箭头所指的结节不在聚焦区，B 图中同一结节位于聚焦区，其余条件均为变化的条件下改变了焦点的位置，比较结节的图像可见结节在 B 图中比在 A 图中清晰。红色箭头所指为焦点位置。

（2）多普勒超声图像六个主要调节步骤：

在良好的二维图像上叠加了彩色血流显像和 / 或频谱多普勒后出现的多普勒伪像可用下列方法中的六个步骤来消除多普勒伪像，改善图像质量，这些方法可以单独使用，也可以联合使用。彩超图像调节常用的键有 scale 或 PRF 键、gain、filter、baseline、gate、steer、frequency 等键。

如果开启多普勒检查时，彩色图像或频谱多普勒图像质量不佳时可以分为"六步法"进行逐步调节：增益（Gain）——PRF（Scale）——角度（Steer 及手法倾斜）——滤波（Filter）——频率键（Frequency，彩色成像频率）——探头（探头发射频率），如果图像还不理想则更换探头后重复上述步骤！

第五章 超声诊断新技术基本原理简介

第一节 彩色多普勒能量图

或称能量彩色血流成像（PDI），有多种名称，目前不统一。

一、彩色多普勒能量图的原理

是提取和显示返回多普勒信号的第三种参数——能量，也即信号强度，利用单位面积下红细胞通过的数量及信号的振幅大小进行成像，即为能量图。是基于红细胞散射的能量总积分，配以红色为血流信息的图像显示，彩色的亮度表示多普勒信号能量的大小，血流信号显示与血流方向无关（见图 5-1-1A、B）。

173

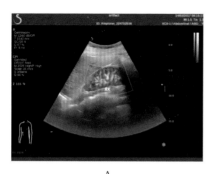
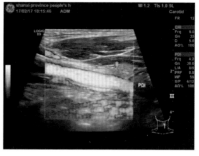

A   B

图 5-1-1 A 肾脏多普勒能量图；B 为颈血管多普勒能量图。

二、能量多普勒超声的特点

1. 显示信号不受探测角度的影响。

CDE 成像参数是能量，能量与声束角度无关，而 CDFI、PW、CW 则成像参数是频移，反映血流速度和方向的变化，这些信息受探测角度的影响较大（见图 5-1-2A）。而能量多普勒则不受角度的影响，所以可能得到全方位的血流信号，因而显示血流信号丰富，血管连续性好（见图 5-1-2B），能完整显示血管网和血管树，特别对微小血管和迂曲血管也能显示其完整的连续性。

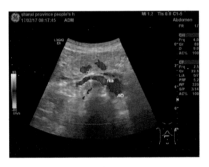
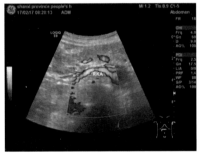

A   B

图 5-1-2　A 右肾动脉的彩色多普勒图，箭头所指为彩色充盈缺损，血流方向和声束垂直；图 5-1-2B 同一右肾动脉的彩色能量多普勒图，无角度依赖性，肾动脉彩色充盈好。

2. 显示低速血流，不受速度的影响。

由于不受角度的影响，所以对血流的灵敏度提高 3~5 倍，有助于低速血流的探测，其流速低，能量强度在 CDFI 中不易显示，而在 CDE 中与噪声形成鲜明对比。

3. 不受尼奎斯特极限的限制。

CDE 中显示的参数为能量，不是频移，所以不受 PRF/2 的影响，对高速血流不呈现混叠现象（见图 5-1-3A、B）。

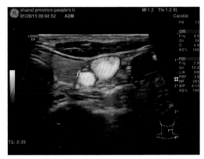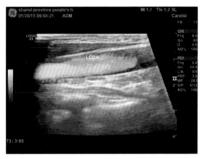

A　　　　　　　　　　　　　　　B

图 5-1-3　颈动脉的彩色能量多普勒血流图：动静脉均显示好，动脉内无彩色混叠伪像。

4. 可以显示平均速度为 0 的灌注区。

如果某区域的血细胞运动朝向四面八方，此时该区域的平均速度为 0，CDFI 不能显示血流，但是因为有红细胞存在，能量肯定不为零，所以 CDE 能显示血流（见图 5-1-4）。

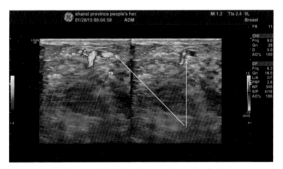

图 5-1-4　乳腺内小血管的能量图和彩色多普勒血流图比较。左侧能量图上显示的血流信号在右侧的 CDFI 上无血流显示。

5. 显示信号动态范围广。

不同血流状态的血管在 CDFI 中常常不能同时显示最佳的血流信号，这是因为其动态范围小，如要显示静脉血流其伴行的动脉往往会出现倒错现象，但 CDE 中可克服此现象，动脉和静脉同时显示最佳状态（见图 5-1-5）。

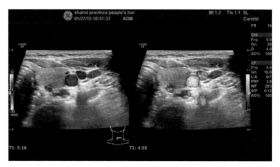

图 5-1-5 左侧图为 CDFI 图像，右侧为能量多普勒图像；颈动静脉及椎动脉在 CDE 时均能获得良好的彩色充盈。

6. 不能测定血流速度，显示血流方向。因为 CDE 是能量显像，不是速度信息，所以对血流方向、性质无法确定。

7. 组织运动闪烁伪像。

显示信号的范围广，能显示极低的血流，所以比 CDFI 更容易产生组织的运动闪烁伪像（见图 5-1-6）。

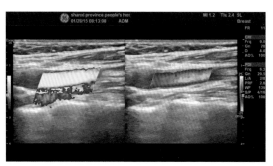

图 5-1-6 彩色能量图（左）和彩色多普勒（右）对比图。

三、彩色多普勒能量图的临床应用

1. 肿瘤血管检测

CDE 由于不受角度和能测量低速血流的特点，所以比彩色多普勒显像 CDFI 更容易显示肿瘤内的血管树的图像（见图5-1-7）。

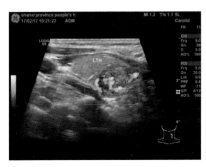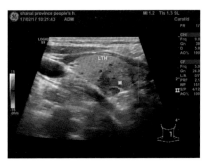

A   B

图 5-1-7　左侧甲状腺结节的彩色多普勒能量图和血流图对比；A 为能量图，B 为 CDFI 图。

2. 实质性脏器的血流灌注的检测

可了解有关梗死的缺血区，主要用于肝移植、肾移植、睾丸移植等。发生肾排异时，肾血流灌注下降，结合 CDFI 测 RI 可帮助诊断。

3. 炎性病变检测

由于能显示低速血流，如果组织充血，显示信号丰富，随炎症的消退，信号消失，有助于疗效的观察。

4. 对血管病变的观察

了解有无栓塞和狭窄。能较敏感地描绘出血管的轮廓，还能了解血栓的有无，血管的伸入。

5. 妇产科的应用

如显示黄体血管呈"火环"。8 周左右可测出胎盘血流。

6. 三维成像中的应用。

7. 其他相关显像

目前为了克服无方向性的缺点，而出现了方向性 CDE，其应用范围更广。

第二节　彩色多普勒速度能量图

一、彩色多普勒速度能量图的成像原理

即具有方向性的能量图。它同时从血流信息中提取能量和平均流速的信息，从信号中消除固定的杂波、噪声和闪烁的伪像，并正确地配合选配彩色以显示能量和平均速度的信息，信号微弱时，彩色多普勒速度能量图将显示彩色编码能量信息（见图5-2-1）。

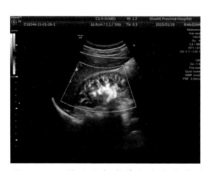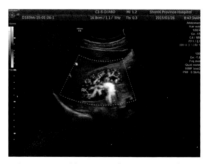

图 5-2-1　肾脏彩色多普勒速度能量图。　图 5-2-2　肾脏的彩色方向性能量图。

二、彩色后处理及显示方式

1. 方向性能量图

和血流运动方向一致的使用彩色编码能量信息，朝向探头和背向探头的多普勒信息以不同的颜色显示（见图 5-2-2）。

2. 栅栏图

提供一个边界或栅栏，在此基线以下仅仅有能量的信息，朝向探头和背向探头的多普勒能量信息则被归纳为血流速度彩色编码。

3. 轮廓图

开始仅为低水平的多普勒信号编码能量的信息，继而当信号逐步增强时，则逐渐过渡到能量和平均流速的彩色编码。

在以上这三种显示方式中，最亮的彩色是提高的平均速度和高能量的联合，因此，在这三种图谱中，彩色强度的增加与血流量的增加呈正相关。每一个多普勒信号均有一个能量的成分和一个平均速度的成分。每个多普勒信号均会在二维的彩色图中占据一个位置。例如一个具有高能量和正向高速血流多普勒信号，二维图像会位于彩色图谱右侧的角近顶端，在此点中的彩色将被选择和显示叠加到二维图像中。屏幕上所显示的彩色图与单独的速度信息图像不大一样。轮廓图谱提供了红色和蓝色显像显示，但是其重要区别在于高速度的血流具有显著的能量以明亮的颜色来标记，而且低水平的多普勒信号更容易显示，具有更好的彩色填充和环绕血柱的边界连续性。

三、彩色多普勒速度能量图的特点

1. 具有 CDE 的优点

2. 克服了 CDE 的缺点：能显示血流方向及血流速度信息。

四、彩色多普勒速度能量图的临床应用

1. 能显示小血管内径小于 0.2cm 的动静脉血流及其内管壁；

2. 鉴别管道是否为血管性管道结构；

3. 识别动脉血流速度高于伴行血流持续存在的静脉，表达血流速度快慢；

4. 显示血流的起源、走向和时相，判断血流性质：如层流、射流、涡流等。

179

5. 指引频谱多普勒取样位置，使其测量血流参数更加精确。

第三节　多普勒组织成像

即组织多普勒，是 MCDICKEN 等于 1992 年提出，现主要应用于临床心肌运动功能的分析评价。

一、多普勒组织成像原理

组织多普勒与多普勒血流成像原理基本相同，但组织多普勒成像的信息与血流成像正好相反，它是滤掉高频低幅度的血流信号而提取低频高幅度的组织运动信号，并根据组织运动的速度与方向配以颜色，进行彩色编码，即彩色多普勒组织成像。

由于血流运动速度一般在 0.1~1.5m/s，而室壁运动速度只在 0.1~10cm/s 左右，但能量比血流要高，所以选择适当的滤波条件，如低通滤波及调节增益，确定频率域值，检测心室壁的频移信号。之后与血流多普勒方式相同，要经过自相关器计算出室壁运动的平均速度、方向。并进行彩色编码，实现室壁运动的彩色显示（见图 5-3-1A、B）。

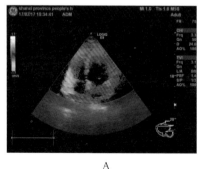
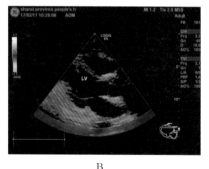

A　　　　　　　　　　　　　　B

图 5-3-1　心脏的组织多普勒超声图，A 图为心尖四腔切面，B 为胸骨旁左心长轴切面。

二、多普勒组织成像的临床应用

主要用于判断室壁节段性运动异常。可与心腔造影、心肌造影、负荷试验并用，提高对心肌缺血检测的敏感性。

三、多普勒组织成像的显示方式

1. 速度型

与彩色多普勒相似，以不同的颜色的彩色编码显示心肌运动的速度、分布和方向，可显示为彩色二维型（见图5-3-2）、M 型（见图 5-3-3）、频谱型（见图 5-3-4）。

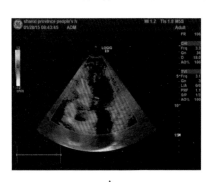
A

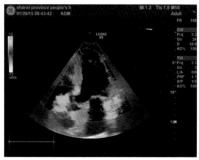
B

图 5-3-2　不同时期的心脏组织多普勒图。

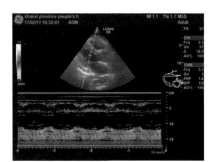

图 5-3-3 M 型组织多普勒。

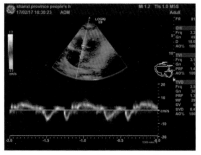

图 5-3-4　频谱型组织多普勒。

2. 加速度型

以速度的变化率显示室壁运动加速度、分布和方向（显示为彩色二维型）。

3. 能量型

以多普勒能量显示室壁运动，与血流能量成像CDE原理相似，相对不受超声放射角的影响（显示为彩色二维型）。

除此之外，DTI的M型可显示室壁的运动包括房室瓣环的活动，DTI的PW型可分析室壁运动（见图5-3-4），判断心肌功能。

第四节　三维超声成像

三维图像是提供立体信息比二维更丰富、真实，是引人注目的发展方向之一。

一、三维超声成像的原理

利用计算机将许多的二维图像重叠构成一个立体图像或用光学原理与系统，图像叠加原理进行立体成像的方法。

二、三维超声成像的分类

1. 容积三维

容积三维探头是将一个二维超声探头和摆动机构封装在一起，操作者只要将此一体化探头指向所需的部位，系统能自动采集三维数据。有的也有三维电子相控阵探头及相应的电子系统，这两种方法使用方便，不移动探头即可获得三维数据，并能实时显像，图像直观（见图5-4-1），将会在临床普及应用。

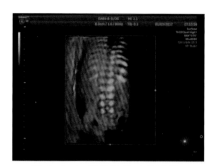

图 5-4-1　胎儿脊柱三维图像。

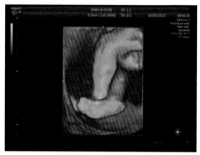

图 5-4-2　胎儿足的三维超声图。

2. 三维重建：三维重建包括二维数据的获取，图像数据的处理和三维成像及显示三步。

3. 声全息技术：还未应用于临床。

三、三维超声图像显示

1. 表面成像技术

表面成像技术从图像中选取部分构造轮廓，采用表面合成的方式显示薄壳样的三维图像，广泛应用于含液性的结构和被液体包绕结构的三维成像。由于组织结构和液体的灰阶反差大，所以表面成像较清晰。

2. 透明成像技术

实性脏器的内部结构为实性均匀的回声，三维成像时脏器内部结构无法显示，而透明成像可解决这一个问题。透明成像有几种模式：最大回声模式显示三维数据库内沿每条声束上的最强回声的结构。最小回声模式显示三维数据库内沿每条声束上的最低回声的结构。X 线模式显示三维数据库内沿每条声束上的灰阶的平均值，重建类似于 X 线检查的图像。

3. 总体显像技术

在感兴趣的区域内提取具有同一特征的总体数据组合，构成具

183

有空间积的结构图。也就是将图像采集过程中获得的二维图像上的全部信息尽皆收集、转换并显示。建立出多层次、多结构、具有灰阶的三维图像（见图5-4-2）。

四、三维超声成像的特点

1. 成像速度慢

三维成像比二维图像、M型图像、多普勒图像的成像速度慢。

2. 三维超声图像与二维图像的关系

是二维图像的基础上成像技术，所以二维图像质量直接影响三维图像的质量。采集三维图像的容积探头比普通探头笨重，操作不便，采集过程完全固定有一定难度，随着技术的改进，容积探头越来越便于操作。

3. 图像立体感强

由二维变三维图像可使得图像更加直观，立体感强，比二维图像增加了更多的诊断信息（见图5-4-3），三维多普勒显像技术使人体的组织结构和血流多普勒信息同时显示在三维图像上（见图5-4-4），提高诊断的准确性。

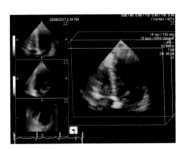

图5-4-3　心脏结构的二维及三维图像。

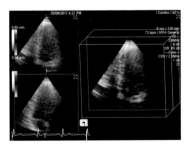

图5-4-4　心脏结构及彩色血流三维图像。

第五节 自然组织谐波成像

是近年来发展的一项新技术，是应用超宽频探头，发射低频超声（称为基波，中心频率为f_0），选择性地接受并放大组织经过非线性作用产生的二倍于基波的谐波$2f_0$成像，达到提高信号和噪声比、改善超声分辨率、提高图像质量的目的。

一、超声的非线性特点

超声的非线性现象表现在以下三个方面：

1. 声波速度的非线性改变——谐波的产生

超声波是疏密波，超声在弹性介质中传播时，使介质在压力大的区域分子排列紧密，而在压力小的区域分子排列疏松。介质这一密度上的变化使声波的速度处于压缩区要比疏松区的稍快，若C_0为同一介质中的传播速度，C_1为压缩区的声速，C_2为疏松区的声速，那么$C_1 > C_0 > C_2$，介质中各点传播的声速不同而导致声波传播过程中形态上发生轻微的变化，即产生畸变、波峰高尖，意味着谐波频率的产生，这种尖峰特征比圆钝的波谷传播更快（见图5-5-1）。

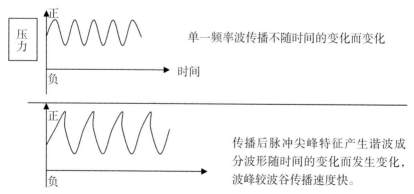

图 5-5-1 超声波传播过程中产生谐波示意图。

超声波在介质中传播时，不仅产生谐波而且谐波的能量随着传播距离而呈非线性改变，在近场区，超声波仅由基波组成，但传播后能量会在二次谐波频率处产生（见图 5-5-2）。其基波强度随传播距离的增加而减少，但谐波的强度呈非线性改变，在表浅谐波能量较低时，采用谐波成像，可克服来源于腹壁的反射和散射基波伪像，而传播距离增大后，谐波能量明显增加，产生具有一定强度的谐波。

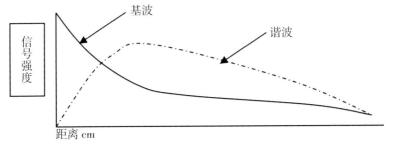

图 5-5-2 谐波能量随距离变化示意图，靠近皮肤区较少的谐波产生，而常规成像区范围谐波较多。

3. 基波能量和谐波能量的非线性关系

谐波频率能量的高低与基波频率能量有关，弱的基波频率几乎不产生谐波频率能量，而强的基波产生大量谐波能量（见图 5-5-3）。这种非线性改变对于基波能量弱的旁瓣产生谐波很弱，极少会使谐波成像产生旁瓣伪像的影响（见图 5-5-4）。并且当二次谐波信号放大时，旁瓣的谐波信号反而会下降，因此组织谐波成像改善了图像的空间分辨率和对比分辨率。

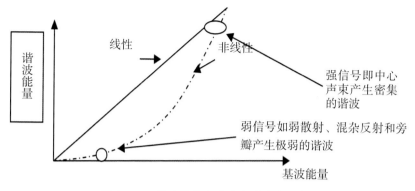

图 5-5-3　基波能量与谐波能量关系示意图。

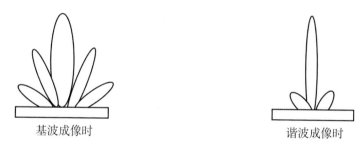

图 5-5-4　传统基波和谐波成像时旁瓣对比。

187

二、超声二次谐波的接收

接收二次谐波时消除基波信号，而提取二次谐波信号，在实际的谐波接收过程中，为了消除基波提取纯净的谐波成分，要采用一些技术和措施，这是因为基波频率谱中的高频成分和谐波频率谱中的低频成分有重叠。如果分离不当，将会有基波信号的干扰图像。接收系统应具有很宽的动态范围，才能更好地接收非常弱的谐波信号成像。现在的彩超中采用多种技术使二次谐波和基波分离，而提取纯净的谐波成像。它可以是仅使二次谐波通过的锐利的接收滤波器。

三、谐波成像对二维图像和多普勒图像质量的影响

1. 提高轴向分辨率

由于谐波频率高于基波，所以轴向分辨率提高。

2. 改善信噪比，减少伪像

（1）表浅腹壁或接近腹壁的反射和散射会产生伪像，但这些伪像是基波形成，近区的基波能量强，而谐波能量弱，当采用谐波成像时，则近场的混向伪像大部分被消除。

（2）基波声束旁瓣产生明显的旁瓣伪像。而二次谐波声束产生的旁瓣能量与中心轴线能量相比呈反比例减低，即使二次谐波信号的强度放大与基波信号的强度相当时，二次谐波的旁瓣仍比基波旁瓣低很多，所以能明显消除旁瓣伪像。

3. 二次谐波成像对多普勒频移的影响

采用谐波成像技术检测血流时，由于频率提高了一倍，根据频移公式：

$$f_\mathrm{d} = 2\ (2f_0)\ \cdot V\cos\theta/C.$$

所以对相同的流速 V，f_d 则增大了一倍。通过高通滤波器，低端截至频率为 f_i，低于域值的流速无法检测，采用谐波多普勒成像技术，理论上将域值降低到原来的一半，所以对低速血流的检测更具有实际意义。

四、谐波成像技术的临床应用

主要用于肥胖等显示困难的患者，通过改善空间分辨率和对比分辨率，消除近场伪像来提高二维图像质量（见图 5-5-5）和彩色血流的敏感性（见图 5-5-6），主要用于腹部和心脏血管方面。

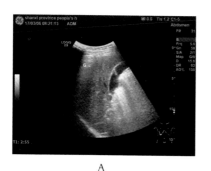 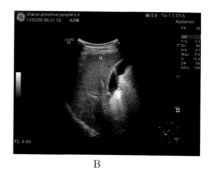

A   B

图 5-5-5   A 图为肝脏右侧肋间基波图像。B 图为同一部位的谐波成像图。

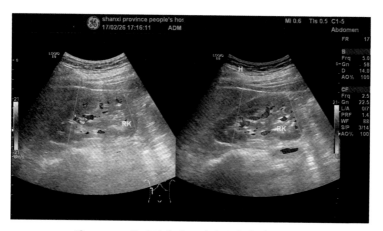

图 5-5-6   肾脏的基波及谐波彩色多普勒图像比较。
左图为基波图像，右图为谐波图像（H）。

第六节   超声造影原理和造影剂谐波成像技术

超声造影（ultrasonic contrast）或（acoustic contrast）是使用超声造影剂（contrast agents）增加组织中的粒子数量，使散射(反射)增强，并且利用造影剂示踪作用来了解组织的循环灌注信息，前者弥补了二维图像中当组织与病灶间的回声非常接近时组织对比分辨力有限的不足，后者弥补了彩色多普勒对低速血流不敏感和有角度依赖性的缺陷，所以被认为是继二维超声显像、彩色多普勒显像之后的超声第三次飞跃发展，在心脏、腹部、小器官、血管及妇科等领域逐渐开展，成为当今超声发展的热点。

一、超声造影的原理

血液中的红细胞的散射回声强度低，比软组织的回声弱1000到10000倍，所以二维上表现为无回声，为了使血液在心腔和血管内易于显示，有必要使用超声造影剂增强血液的回声强度，造影剂在血液中产生背向散射，背向散射强度高，使血液显示清晰。

二、造影剂散射体截面积大小

造影剂背向散射的强度与入射超声强度、造影剂散射体的截面积大小成正比，而与检测的深度呈反比。发射的功率是比较恒定的，因此散射回声强度的大小主要和造影剂散射体的截面积大小有关。根据理论计算可见：气体作为造影剂的散射体，在同等条件下，其截面积明显大于液体、固体。因此微气泡是超声造影剂的散射体。

三、超声造影剂在血液中持续时间

造影剂从末梢静脉到右心的时间非常短，2~5秒不等，从右心到左心的时间是4~10秒。从左心房到末梢器官的时间需8~15秒，总计12~27秒。造影剂在血液循环中最少持续27秒以上。

造影剂在血液中持续时间长短与造影剂微气泡的半径、微气泡的密度、气体在血液中的弥散度以及饱和度有关。造影剂微气泡的半径、微气泡的密度越大则持续时间越长，气体在血液中的弥散度以及饱和度越大则持续时间越短。

四、超声造影剂类型

1. 分类

从 1968 年开始使用超声造影剂，造影剂的种类很多，根据从末梢静脉注入造影剂所能达到的靶目标不同可分为两大类：右心造影剂和左心造影剂。

根据微泡出现的时间不同和用途不同分为：一代造影剂、二代造影剂、三代造影剂。

2. 第一代超声造影剂

（1）特点：造影剂气泡直径较大，大于 10μm，从末梢静脉注入后只能经腔静脉→右心房→右心室→肺动脉→到肺→在肺的毛细血管网被过滤而消失。常用的有 CO_2 气体，双氧水溶液 （$2H_2O_2$）和空气微泡。由于微泡的稳定性差，在血液中停留时间短、无法通过肺循环，所以应用范围有限，主要用于右心系统造影，所以又称右心造影剂（见图 5-6-1）。

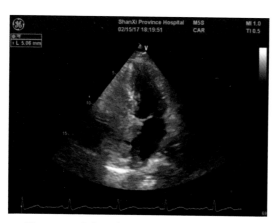

图 5-6-1　空气和生理盐水微泡的右心造影图。

（2）常见的一代造影剂及成分：① Albunex：即声振人体白蛋白，5%的人体白蛋白构成 0.015μm 薄层包裹空气构成，平均直径 0.4μm，95%小于 10μm，浓度（3~5）×108/ml。1989 年上市，由美国 Molecmlar Biosystems 公司生产，是第一代造影剂（以空气为微气泡的造影剂）。

② Levovist：利声显，又称 SHU 508A，是半乳糖结晶颗粒，外吸附空气，空气外有棕榈酸薄层以减低空气的弥散度。99%的微气泡直径在 $2\sim8\mu m$，1ml 可产生 $25\mu l$ 的气体，1992 年上市，由德国 Schering 公司生产，也是第一代造影剂。

3. 第二代超声造影剂

随着造影剂的研究进展，直径小的微泡应用于临床，由于微泡小，可以通过肺循环，进入左心，所以又称左心造影剂。

（1）左心造影剂应具备的条件：不具有生物活性；不干扰人体的血流动力学；造影剂不在人体血液中融合成大气泡导致气体栓塞；95%以上的微气泡的直径小于红细胞的直径（小于 $8\mu m$），从末梢静脉注入能通过肺循环到达左心；微气泡的浓度足够高，有利于产生明显的散射回声和在血液中持续足够的时间；造影剂在人体内容易降解，不储积或因储积造成人体产生毒副作用；便于保存，如在室温下或低温下（$2\sim8℃$）保存半年以上；价格适中等。

（2）构成造影剂的成分：超声造影剂的主要成分除了微气泡的气体成分以外，还需要有包裹微气泡的构成膜物质或吸附微气泡的微颗粒物质，及作为溶液介质的溶剂如注射用水、生理盐水、碳酸缓冲液等，改进造影剂物理化学性能的增稠剂、稳泡剂、抗氧化剂等辅助成分。

（3）超声造影剂的性质：

①液体气化：一般在常温下是液体，呈混浊液或乳浊液，注入血液后立即气化为微气泡，如 Echogen（QW3600）。

②薄膜包裹微气泡：微气泡为核心，被一到两层薄膜包裹，例如 MRX115 为双层脂膜包裹微气泡 C3F8。

192

（4）二代造影剂的分类：

① 氟碳化合物乳浊液，在人体内气化为微气泡。

②声振人体白蛋白，空气为微气泡。

③糖类制剂吸附空气微气泡。

④脂类包裹氟碳微气泡。

⑤人体白蛋白包裹氟碳微气泡。

⑥聚合物包裹微气泡。

（5）常见超声造影剂

Echogen：QW3600，第二代造影剂（含氟碳气体的造影剂）2.2%的全氟乙烷（C5F12）乳浊液。室温下为 0.2~0.5μm 颗粒，密度 1.66lg/ml，其副作用有血管黏滞性，可阻塞微循环，降低血压，增快心率等。QW7347 是其换代产品，由美国 Sonus Pharmaceuticals 生产。

Sonovue 由意大利 Bracco 公司生产的第二代超声造影剂，内为六氟化硫气体，外壳为脂质包裹的微泡（见图 5-6-2）。进行超声造影检查时用盐水混合成混悬液（如图 5-6-3）

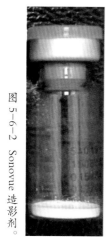

图 5-6-2 Sonovue 造影剂。

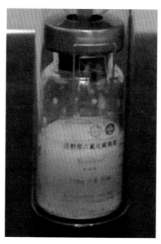

图 5-6-3 制备好的 Sonovue 混悬液。

五、增强超声造影效果的技术

超声造影剂需要和特定的超声造影技术结合，才能发挥其成像的优势，如 PIHI，CnTI，CPS 等。造影剂的微气泡散射回声增强了血液、组织的回声，但由于造影剂浓度低，造影剂半衰期短（半衰减期是指在微泡循环中浓度减半时间）等原因，需要采用一些增强造影剂散射的技术，不同的仪器制造商开发了不同的微泡检测技术，各有优势，目前主要的技术有：

1. 二次谐波成像技术

2. 间歇式超声成像

3. 能量多普勒谐波成像

4. 反向脉冲谐波成像

5. 受激声波发射成像

六、超声造影的临床应用

超声造影技术应用于临床十余年，逐渐从肝脏、肾脏等腹部器官逐渐拓展到全身各个器官（见图 5-6-4、5-6-5、5-6-6）。实时超声造影技术是利用直径小于红细胞的微气泡通过毛细血管时所产生的超声散射效应来显示实质组织灌注的一种新技术。超声造影技术不仅可以定性诊断，还可以进行定量分析，有的定量分析可以在机进行（见图 5-6-7），有的则需要脱机分析。

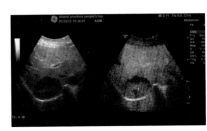

图 5-6-4 肝脏血管瘤的超声造影延迟期表现。

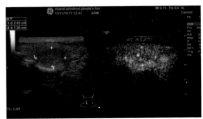

图 5-6-5 甲状腺腺瘤的超声造影增强晚期表现。

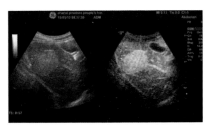

图 5-6-6 肝脏局灶性结节增生动脉期超声表现。

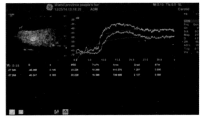

图 5-6-7 甲状腺腺瘤的超声造影时间强度曲线图。

第七节 超声弹性成像技术

一、超声弹性成像概述

人体不同的组织结构的质地和弹性存在差异。正常人体组织和肿瘤等病理组织由于内部成分、结构的不同可存在质地和弹性的差异。在常规超声中，二维超声显示组织的解剖结构，多普勒超声则通过频谱多普勒和 CDFI 显示血流动力学信息，而人体组织中的质地软硬与疾病有关，这些信息通过组织的弹性反映出来，超声可用不同的探查方法来获取人体组织弹性特征，通过增加质地信息帮助诊断和鉴别诊断。

195

二、超声弹性成像的分类

助力式弹性成像，剪切波弹性成像

1. 助力式弹性成像

是操作者使用探头对病变区域施加一个压力（一个声激励），通过不同组织时由于内部机构成分的不同产生不同的反应，组织发生不同的形变（位移），从而得到组织的弹性特点。有压力法和比值法两种。

（1）压力法的特点：比较直观，但受到检查者用力作用的大小和病变位置等影响。

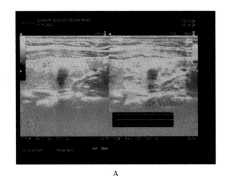

A

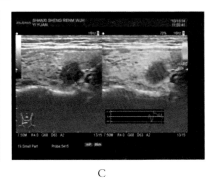

B   C

图 5-7-1　不同大小的甲状腺乳头状癌的弹性图。

（2）比值法的特点：是测定病变和周围组织的弹性系数的比值的方法，不直观，但可做到定量分析。

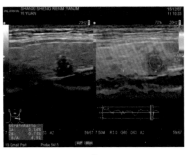

A

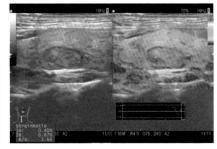

B

图 5-7-2　A 甲状腺左侧叶乳头状癌结节的弹性图，弹性比值 4.91；B 甲状腺右侧叶腺瘤的弹性图，弹性比值 1.66。

助力式弹性成像主要用于表浅组织，影响因素多。

2. 剪切波弹性成像

剪切波弹性成像（shear wave elastrography，SWE）通过发射声辐射到人体，利用马赫锥原理在组织中产生足够的剪切波，通过超高速成像系统捕获组织产生的响应，以彩色编码系统显示弹性图，还可以测量组织的杨氏模量值，弹性模量越大，物体的硬度越硬。

剪切波在组织中产生，其引起人体组织的质点振动，将能量传播出去，其振动的方向和传播的方向垂直，所以是横波（见图5-7-3）。

剪切波弹性成像不仅可用于浅表组织（见图5-7-4、图5-7-5），也可以用于深部组织的弹性检测（见图5-7-6）。

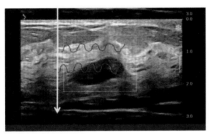

图 5-7-3　超声剪切波传播示意图。剪切波的
方向与超声探头发射的声波传播方向垂直。

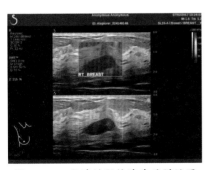

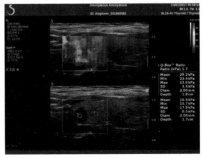

图 5-7-4　乳腺的纤维腺瘤的弹性图。　　图 5-7-5　甲状腺增生结节弹性图。

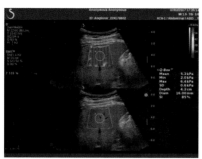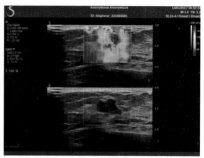

图 5-7-6　肝脏弹性值测量图。

图像相关知识点：超声成像新技术与常规超声的关系？

常规超声包括二维超声和多普勒超声，无论是哪种成像新技术均是常规超声成像的一种改进和补充，不能代替二维及多普勒成像技术，二维超声是基础成像技术，多普勒技术是在二维超声基础上增加检测血流动力学的信息；谐波超声成像帮助提高二维超声和多普勒超声的质量减少伪像；能量多普勒则提高了多普勒技术对血流信号检测的敏感性；组织多普勒技术提供了血流以外的组织运动的信息；超声造影则是对组织或病灶的微循环的检测，而超声弹性成像是对组织质地或弹性的检测，三维超声、四维超声的出现则使得人体的结构信息更加丰富具有立体感，以上方法均只反映一个侧面，联合使用可丰富超声诊断信息，提高超声诊断的价值。

参考文献

1. 周永昌，郭万学 主编，超声医学，第五版 科学技术文献出版社，2006 年 6 月，第一次印刷。

2. 刘吉斌，王金锐，主编，超声造影显像，科学技术文献出版社，2010 年 6 月，第一次印刷。

3. Barry B. Goldberg. MD，John P. McGahan, MD. Atlas of Ultrasound Measurements. Mosby，Inc. an ffiliate of Elasevise Inc. 2006, scond Edition.

4. 袁光华，张武，主编，超声诊断基础与检查规范，2001 年，10 月，第一次印刷。